Margaret Minker:
Hormone und Psyche

Frauen im Wechselbad
der Gefühle

Deutscher
Taschenbuch
Verlag

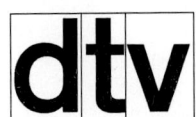

Von Margaret Minker sind im Deutschen Taschenbuch Verlag
erschienen:
Naturheilkunde. Das Handbuch für Frauen (36011)
Der Mondring. Feste und Geschenke zur ersten Menstruation (36528)

Vollständig überarbeitete Ausgabe
Mai 1996
Deutscher Taschenbuch Verlag GmbH & Co. KG, München
© 1990 Verlag Antje Kunstmann, München
ISBN 3-88897-039-3
Umschlaggestaltung: Klaus Meyer, Antonia Berger
Umschlagfoto: Paolo Curto (© IMAGE BANK)
Satz: Design-Typo-Print GmbH, Ismaning
Gesetzt aus der Times New Roman Regular 10,8/13 Punkt
mit Quark XPress 3.31 Mac
Druck und Bindung: C. H. Beck'sche Buchdruckerei, Nördlingen
Gedruckt auf säurefreiem, chlorfrei gebleichtem Papier
Printed in Germany · ISBN 3-423-36533-1

Das Buch

»Hormone sind wie Brieftauben, Postboten, Telefon, Telefax und Alarmsirenen zusammengenommen«, erklärt Margaret Minker. Sie sind zuständig für die Kommunikation im Organismus, koordinieren das Zusammenspiel der Organe und machen im Körper so wichtige Vorgänge wie die Menstruation, den Eisprung oder eine Schwangerschaft überhaupt erst möglich. Prämenstruelles Syndrom, Depressionen nach Entbindungen oder in den Wechseljahren, Lust auf Sex, Aggression oder Euphorie – an all diesen Wechselbädern der Gefühle sind unter anderem auch Hormone beteiligt.
Aber eben nicht nur sie. Frauen sind (genau wie Männer) keineswegs bloß »hormongesteuerte Wesen«, ständig anfällig für Hormonstörungen aller Art. Lebenssituation, körperliche und seelische Verfassung und gesellschaftliche Rollenzwänge spielen beim Auf und Ab der Gefühle eine mindestens ebenso wichtige Rolle. Margaret Minker rät daher zu Skepsis und Vorsicht gegenüber dem allzu raschen Griff nach Hormonpräparaten. Sie ermutigt Frauen, statt dessen zwischen natürlichen Veränderungen und behandlungsbedürftigen Hormonstörungen unterscheiden zu lernen, auf die Signale ihres Körpers zu horchen und im Einklang mit ihren körpereigenen hormonellen Rhythmen zu leben.

Die Autorin

Margaret Minker, geb. 1948, ist Medizinjournalistin, Übersetzerin, Herausgeberin und Autorin vieler erfolgreicher Sachbücher. Ihre Themenschwerpunkte sind Frauen und Gesundheit, Sexualität, Psychosomatik und Naturheilverfahren. Sie ist Mitglied im »Arbeitskreis Frauengesundheit in Medizin, Psychotherapie und Gesellschaft e.V.«.

Inhalt

1. Seele, Körper und Gesundheit

Was Psychosomatik bedeutet

Plötzlich, wie aus dem Nichts, taucht der schlingernde Lastwagen vor ihr auf. Ihr Fuß zuckt automatisch auf die Bremse; ihre Hände packen das Lenkrad fester und reißen es blitzschnell nach rechts, steuern dann gegen, haarscharf am ausscherenden Heck des Lasters vorbei. Nichts wie raus aus der Gefahrenzone! Ein paar hundert Meter weiter löst sich die Spannung ihres verkrampften Körpers. Sie atmet tief durch – und spürt, wie ihr die Knie weich werden, die Hände zittern, das Herz rast, ihr auf einmal ein Klumpen in der Kehle sitzt. So cool und gekonnt sie die gefährliche Situation gemeistert hat, so tief sitzt der Schock ihr noch in den Gliedern. Und es dauert eine Weile, während sie langsam weiterfährt, bis ihr Körper und ihre Seele sich wieder beruhigt haben. Gerade noch mal gutgegangen!

Wie diese Autofahrerin erleben wir täglich Situationen, in denen unsere Körperfunktionen blitzschnell auf Reize von außen reagieren. Unsere Sinne nehmen eine Gefahr wahr; unser Gehirn – »Sitz« von Geist, Seele und tiefverwurzelten Instinkten – gerät in Alarmzustand und löst in Sekundenbruchteilen eine Kette von Maßnahmen aus, die uns helfen, der Gefahr zu begegnen, anzugreifen oder zu fliehen.

Um situationsgerecht handeln zu können, braucht der Körper vor allem eins: ein gutfunktionierendes Meldesystem, das mit der nötigen Geschwindigkeit abläuft. Einen Großteil davon bestreiten Nervenimpulse, die mit unvorstellbarer Schnelligkeit Nervenbahnen durchzucken, von Schaltstelle zu Schaltstelle (*Synapsen* genannt) springen, Instinkte und Emotionen wecken, Gelerntes abrufen – notfalls über »Abkürzungen« im

Gehirn, damit wir gar nicht erst unseren vergleichsweise langsam arbeitenden Verstand einschalten müssen. Hätte die Autofahrerin erst lange überlegen müssen, was zu tun ist, wäre sie sicher nicht heil davongekommen.

Ein anderer, ebenso wesentlicher Teil dieses Meldesystems besteht aus Hormonen: winzigen »Meldegängern«, deren Wirkweise im nächsten Kapitel ausführlich beschrieben wird. Mindestens ein halbes Dutzend Hormone sind augenblicklich in Aktion getreten, um das Leben der Fahrerin retten zu helfen: Freisetzungshormone im Gehirn, dazu Botenstoffe, die zu den Nebennieren geschickt wurden und dort die Produktion von Streßhormonen (vor allem *Adrenalin*) und *Cortison* ankurbelten, außerdem Schilddrüsenhormone – in Streßsituationen vermehrt gebildet – und die hormonähnlichen *Beta-Endorphine*, die etwaigen Verletzungsschmerz dämpfen und den Geist hellwach halten sollen.

Nur mit Hilfe solcher Substanzen, die der Körper selbst produziert und im Notfall mit rasender Geschwindigkeit an ihre »Empfangsstationen« in anderen Organen schicken kann, klappt der Flucht- oder Verteidigungsreflex, der in unzähligen Gefahrenmomenten unser Überleben sichert. All die Melde- und Reaktionssysteme sind im gesunden Zustand sehr fein aufeinander abgestimmt – und funktionieren wesentlich rascher, als das mit Worten vermittelt werden kann: Bis dieser Text zu Ende gelesen ist, sind die Botenstoffe schon wieder ganz woanders.

Das Beispiel der Autofahrerin zeigt, wie der Körper einen geistig-seelischen Impuls mit chemischen Stoffwechselreaktionen beantwortet: Daß ein schlingernder Lastwagen Gefahr bedeutet, war der Frau aus Erfahrung klar. (Kleine Kinder müssen erst noch lernen, was da auf sie zukommt, und geraten deshalb eher unter die Räder.) Psyche, Geist und Instinkt können also die Hormone anspornen. Und auch ohne unmittelbares

Gefahrenmoment erleben wir solche Psyche-Hormon-Reaktionsketten täglich: Wir denken an etwas, das uns sehr geärgert hat, und schon krampft sich unser Magen zusammen, der Puls geht schneller, die Pupillen verengen sich. Oder das Telefon klingelt, und ganz unverhofft meldet sich die geliebte Stimme: Wir erröten vor Freude, das Herz klopft bis zum Hals, die Hände zittern – vor allem natürlich, wenn wir frisch verliebt sind. Auch diese Körperreaktionen werden von der Psyche veranlaßt und laufen unter Mitwirkung von diversen Hormonen ab. (Die Tabelle ab S. 26 zeigt, welche wofür hauptverantwortlich sind.)

Wenn von Hormonen die Rede ist, sind also durchaus nicht nur die Geschlechtshormone gemeint, die mitbestimmen, ob wir weiblichen oder männlichen Geschlechts sind, ob wir als Frauen regelmäßig menstruieren, schwanger werden können, ein Kind austragen und stillen und so weiter. Wie viele Hormone unser Organismus beherbergt und was sie im einzelnen und auf welche Weise bewirken, ist noch längst nicht vollständig erforscht.

Eines ist jedoch schon gewiß: Wie jeder andere körperliche Ablauf auch – mag er noch so unabhängig von unserem *bewußten Willen* funktionieren – sind die hormonellen Regel- und Meldesysteme unserer *Psyche* unterworfen. Ob es uns seelisch gut oder schlecht geht, ob wir verhältnismäßig friedlich und zufrieden oder aber im Dauerstreß leben – alles wirkt sich letztendlich auch auf die Hormone aus. Und sollte die geistig-seelische Disharmonie zu stark werden, können auch die hormonellen Regelkreise aus dem Gleichgewicht geraten. Das hat dann wiederum körperliche *und* geistig-seelische Auswirkungen: Beschwerden stellen sich ein, wir fühlen uns unwohl oder gar krank, und der Kreis schließt sich.

11

Streß und Hormone

Tagein, tagaus müssen wir mit unendlich vielen Streßreizen fertig werden, unzählige Informationen von außen (Sinnesreize, Erlebnisse) und von innen (Körpersignale, Gedanken, Erinnerungen, auch Träume) aufnehmen und verarbeiten. Streß ist unser »täglich Brot«, und das ist auch gut so, denn Streßreize gehören – in verträglichem Maße – zum Dasein: Wer keinerlei Streß mehr erlebt, ist nicht mehr am Leben.

Eu-Streß (von der griechischen Vorsilbe eu = wohl) nannte der bekannte Streßforscher Hans Selye daher den »guten«, lebensnotwendigen Streß, im Gegensatz zum Disstreß, der unser Nervenkostüm und unsere hormonerzeugenden Drüsen überreizt und irgendwann Fehlalarm und falsche Meldungen verursacht. Dann werden wir krank.

Streß – genauer gesagt, Disstreß – rührt jedoch nicht nur von dauernden Gefahrensituationen oder ständigen Reizen her, mit denen unsere Sinne überflutet werden. Streß kann auch rein psychisch entstehen: durch unliebsame Gefühle, die kein Ventil finden, also durch aufgestaute Empfindungen wie Zorn, Wut, Enttäuschung, Angst, Ohnmachtsgefühle. Mit einem Wort: Frustrationen.

Frustriert werden wir als Kinder ebenso wie im Erwachsenenleben. Solange wir noch sehr jung sind, stürmen diese Gefühle aber ziemlich ungefiltert auf uns ein. Widersprüchliche Botschaften von außen verwirren die kindliche Seele, die dringend Ordnung in diesem Chaos sucht, um sich orientieren zu können; gegen ständige Verletzungen hat sie (noch) keinen Schutzpanzer. Aber sie schafft ihn sich allmählich, um nicht daran zu zerbrechen. Und sie verdrängt, womit sie nicht fertig werden kann, läßt angstauslösende Erlebnisse und verstörende Erfahrungen tief auf den Grund des Unbewußten sinken, wo sie – scheinbar – erst einmal keinen Schaden mehr anrichten können. Geist und Seele sind dann – scheinbar – frei, sich weiterzuentwickeln, statt daran kaputtzugehen.

Eine der wichtigsten Leistungen des Begründers der Psychoanalyse, des Wiener Arztes Sigmund Freud (1856–1939), bestand darin, die Macht des Unbewußten und der darin gespeicherten frühkindlichen Verstörungen aufzuzeigen, die das weitere Leben überschatten können. So manche Erkrankung, die – nicht nur mit psychischen, sondern auch mit körperlichen Symptomen! – vielleicht erst im Erwachsenenalter zutage tritt, beruht darauf, daß die Seele in sehr jungen Jahren Schaden nahm und keinen anderen Ausweg wußte, als den Schmerz darüber in sich zu vergraben.

Was die Seele verbirgt, kann jedoch der Körper offenbaren: Er lügt nie. Wären wir dafür ausgebildet, seine vielfältigen Alarmsignale wahrzunehmen und richtig zu deuten, wüßten wir immer ziemlich genau, wann er uns sagen will: Jetzt reicht's aber mit diesem oder jenem Streß(über)reiz; jetzt brauche ich eine Erholungspause, eine andere Umgebung, einen besseren Arbeitsplatz, eine gesündere Ernährung oder Lebensweise. Oder auch: Jetzt reichen mir die Demütigungen, der Ärger, die Lieblosigkeiten. Jetzt muß endlich ans Tageslicht, was mich schon seit meiner Kindheit kränkt. Jetzt ist es genug mit der Überanstrengung, dem ständigen Druck.

Aber wir sind es nicht (mehr) gewohnt, auf uns selbst, unseren eigenen Körper zu hören. In diesem Punkt klappt das »innerbetriebliche Meldesystem« oft gar nicht gut – als fehlten uns eben Botenstoffe, die zwischen Körper und Seele einerseits und unserem Geist und Verstand andererseits vermittelten. Wir merken nicht mehr rechtzeitig oder gar erst viel zu spät, wenn wir uns zu viel zugemutet haben. Oder wenn uns zu viel zugemutet wurde: von anderen Menschen, von Situationen, von der Gesellschaft, in der wir leben.

Und selbst wenn wir es spüren sollten, fehlt uns oft die Möglichkeit, etwas an dem zu ändern, was uns krankmacht.

Zumindest glauben wir das oft lange Zeit hindurch. Vielen Menschen ist es erst aufgrund starker Beschwerden, einer ernsten Krankheit möglich, mit ihrem Körper und ihrer Psyche ein Einsehen zu haben und den Ursachen ihrer Krankheit nachzugehen.

Mit den komplizierten Zusammenhängen zwischen Körper und Psyche beschäftigt sich ein Zweig der Medizin, der älter und gleichzeitig jünger ist als die Psychoanalyse: die sogenannte *Psychosomatische Medizin*. So wird die Lehre vom Zusammenwirken von *Psyche* (= Seele) und *Soma* (= Körper) genannt. Der Begriff Psychosomatik wurde 1818 von dem Arzt Heimroth geprägt, geriet dann aber im Laufe der weiteren Medizingeschichte zunächst wieder in Vergessenheit. Erst in diesem Jahrhundert, vor allem aber in den letzten zwei Jahrzehnten, wurde er wieder verstärkt in medizinisches Denken und Handeln einbezogen (siehe hierzu auch ab S. 51).

Psychosomatisch arbeitende Fachleute stellen Zusammenhänge her zwischen psychischen (Fehl-)Entwicklungen, psychischen Verletzungen und ihren körperlichen Folgen. Sie versuchen, ihren Patientinnen und Patienten dadurch zu helfen, daß sie nicht nur die körperlichen Symptome einer Erkrankung lindern, sondern im Zuge der seelischen Ursachenforschung auch dem Übel an die Wurzel gehen.[1]

Wo Hormone und andere »Meldegänger« ihr Werk tun, hat stets auch die Seele ein Wörtchen mitzureden. Und wo die Seele agiert und reagiert, hat das auch Einfluß auf die hormonerzeugenden Drüsen des Körpers, auf Art und Menge der ausgeschütteten Hormone, auf ihr Zusammenwirken untereinander.

Die bisherige Definition der Psychosomatik sollte aber sinnvollerweise noch ausgebaut werden. Denn wir leben nicht als Einzelwesen, sondern in sozialen Zusammenhängen. Die soziale und kulturelle Umwelt beeinflußt unser Denken und Fühlen, unsere Bewegungen und Bewegungseinschränkungen, unsere Gesundheit und unsere Anfälligkeit für Krankheiten. In meinem Buch ›Naturheilkunde. Das Handbuch für Frauen‹[2] habe ich viele Beispiele dafür genannt.

Über den Einfluß von Hormonen auf die Psyche, vor allem auf die weibliche, wird derzeit sehr viel geredet: Ob Frauen während ihrer »Tage vor den Tagen« besonders gereizt sind, nach Entbindungen zu Tränenausbrüchen neigen, in den Wechseljahren depressiv werden – stets wird ihre hormonelle Situation dafür verantwortlich gemacht, und Hormonpräparate sollen ihre Seelenruhe wiederherstellen. Zu kurz kommt dabei, was diese Wechselwirkung zwischen Körper und Seele mitbestimmt und oftmals viel stärker den Ausschlag dafür gibt: ob eine Frau sich wohl oder krank fühlt, ob ihre hormonellen Regelkreise in Einklang mit ihrer Psyche stehen und »unspürbar«, weil harmonisch, tagein tagaus ihre Meldungen senden oder ob sie in Disharmonie geraten, weil seelischer und sozialer Disstreß auf ihnen lastet.

In den folgenden Kapiteln sollen diese vielschichtigen Zusammenhänge deutlicher ins Licht gerückt und ihrer Bedeutung entsprechend betrachtet werden: Hormone und Psyche, Psyche und Geist, Geist und Gesellschaft, Gesellschaft und Gesundheit, Gesundheit und Hormone.

2. Hermes und die Hormone

Die Botenstoffe unseres Körpers

Die Schlange hat sie – und auch der Apfelbaum, um den sie sich im Garten Eden wand. Bienen und Blumen, Löwen und Leguane, Schlupfwespen und Schlauchpilze könnten ohne sie nicht existieren. Es gibt sie in Unterwasserschwämmen und im Alpenedelweiß, in der tausendjährigen Eiche wie in der Eintagsfliege. Frau und Falter, Mann und Maus, ja sogar die einzelligen Amöben, die einfachsten der Lebewesen, kommen ohne sie nicht aus: Hormone.

Hormone sind chemische Botenstoffe, die zwischen den Zellen und Zellverbänden von Pflanze, Tier und Mensch lebenswichtige Signale vermitteln. Der Name stammt aus dem Griechischen und bedeutet soviel wie »Antreiber«. Auch Hermes, der als Bote zwischen den Gottheiten der altgriechischen Mythologie hin- und hereilte, stand für sie Pate.

Und wie Hermes sind die Hormone sozusagen für die »innerbetriebliche« Kommunikation zuständig. Sie müssen Wachstum, Reifung, Aussehen, Stoffwechsel, Fortpflanzung und eine Vielzahl anderer Aufgaben der Gewebe eines lebenden Organismus koordinieren, damit aus den vielen Einzelteilen und -funktionen ein sinnvolles Ganzes wird.

Hermes hatte alle Hände voll zu tun, um die ständig streitende Götter- und Göttinnenschar des griechischen Himmels mit diplomatisch überbrachten Botschaften versöhnlich zu stimmen und bei Laune zu halten. Auf Hochtouren, dabei ähnlich fein abgestimmt, müssen auch die hormonproduzierenden Zellen unseres Körpers arbeiten, damit kein Zellverband, kein Organ etwa allein den Ton anzugeben versucht und alles aus der Reihe bringt.

Die heutige Hormonforschung fing mit der Leber an – und mit dem Hahnenkamm: Mitte des letzten Jahrhunderts erkannten Wissenschaftler, daß die Leber Zucker (*Glukose*) in die Blutbahn ausschüttet; der Begriff »innere Sekretion« wurde geprägt. Im Jahr 1849 machte der deutsche Physiologe A.A. Berthold bei einem Tierexperiment eine entscheidende Entdeckung: Einem kastrierten Hahn, dem er die entfernten Hoden wieder lose in die Bauchhöhle zurückgelegt hatte, schwoll weiterhin der Kamm: Das stolze Zeichen seiner Männlichkeit fiel trotz Hodenoperation nicht in sich zusammen. Offenbar gelangte irgendein Sexualstoff aus den Hoden ins Blut und von da aus in den Kamm. Die Geburtsstunde der Endokrinologie, der Erforschung der Drüsen und ihrer Hormonausschüttungen, hatte geschlagen.

Hormone haben manchmal nicht nur eine einzige, sondern mehrere ganz besondere Aufgaben. Und das nicht nur bei Tier und Mensch, sondern auch im Pflanzenreich: Dort wirken die sogenannten *Phytohormone* am Pflanzenleben mit. Sie sorgen dafür, daß im Herbst das Laub von Bäumen und Sträuchern fällt, und sie garantieren für die Winterruhe der Knospen, damit sie sich nicht vorzeitig hervorwagen und beim nächsten Frosteinbruch erfrieren. Sogenannte *Phytochrome* reagieren einerseits auf den Lichteinfall und vermitteln der Pflanze damit ihren Tag-Nacht-Rhythmus; zum anderen regen sie die Samenkeimung an und sind außerdem dafür verantwortlich, daß für den pflanzlichen Stoffwechsel genügend Enzyme vorhanden sind.

Phytohormone spielen übrigens auch in der Medizin eine bedeutsame Rolle: Die allerersten Gestagene für die Antibabypille wurden aus der Yamswurzel, einer Kartoffelart, isoliert. Viele Heilpflanzen, die bei Frauenleiden oder Potenzschwäche empfohlen werden, enthalten hormonähnliche Wirkstoffe, zum Beispiel der Frauenmantel, der Samen der Großen Brennessel, die Ginseng-Wurzel und der Hopfen.

Eine besonders interessante Entdeckung machten Biochemikerinnen und Biochemiker, als sie den sagenumwobenen Granatapfel auf seine Inhaltsstoffe hin analysierten: Der »Apfel vom Baum der Erkenntnis«, in vorchristlichen Religionen als Symbol für weibliche Fruchtbarkeit und Macht verehrt und später als Insigne der Herrschenden von Männern vereinnahmt, enthält das größte bekannte Vorkommen an natürlichen *Östrogenen*, die mit den entsprechenden weiblichen Geschlechtshormonen chemisch identisch sind.[1]

Wie Hormone wirken

Grundsätzlich werden zwei chemische Hauptklassen von Hormonen unterschieden, die im menschlichen Organismus auf ganz verschiedene Weise gebildet werden und ganz unterschiedlich ihre Wirkung entfalten: die *Steroidhormone* und die *Peptidhormone*.

Zu den Steroidhormonen gehören die weiblichen und männlichen Geschlechtshormone, die im folgenden noch ausführlich behandelt werden. Zu den Peptidhormonen gehört beispielsweise das Bauchspeicheldrüsen-Hormon *Insulin*, das für den Zuckerhaushalt des Körpers hauptverantwortlich ist und eine wichtige Rolle beim Entstehen des *Diabetes mellitus*, der Zuckerkrankheit, spielt.

Beide Arten von Hormonen werden in genau darauf spezialisierten Zellen des Körpers gebildet, die meist zu größeren Zellverbänden, den inneren Drüsen, zusammengefaßt sind. Steroidhormone werden von den Drüsen sofort ins Blut ausgeschüttet und wandern mit dem Blutstrom dahin, wo sie gebraucht werden (in der medizinischen Fachsprache heißt das: zu den »Erfolgsorganen«, zum Beispiel zu den Eierstöcken).

Peptidhormone hingegen werden in den Drüsen oder Spezialzellen, die sie herstellen, erst einmal gespeichert und verlassen diese nur auf gezielte Aufforderung hin, für die wiederum bestimmte Botenstoffe nötig sind.

Steroidhormone gehen mit den Zellen ihrer Erfolgsorgane ziemlich brüsk um: Kaum dort angelangt, dringen sie durch die Zellmembranen ins Zellinnere ein und machen sich dort in der »Küche« zu schaffen. Auf ihren Anstoß hin beginnt die »Gastgeberin«, die genetische Zellstruktur (DNS), ein ganz bestimmtes Menü aus Eiweißstoffen zu kochen, die dann als Enzyme die Zelle verlassen und die Hormon-Aufträge ausführen. So kommen die Auswirkungen der Steroidhormone im Organismus zustande.

Peptidhormone sind da sozusagen schon sehr viel höflicher: Anstatt gleich mit der Tür ins Haus zu fallen, setzen sie sich erst einmal auf die Türschwelle, nämlich auf sogenannte *Rezeptoren* außen an der Zellmembran. Daraufhin fühlt sich die Zelle veranlaßt, ein Enzym zu bilden, das wie ein Türsteher die Gäste empfängt, ihre »Visitenkarte« entgegennimmt und ihre Ankunft als »zweiter Botschafter« ins Zellinnere meldet. Dieser »zweite Botschafter« (engl. *second messenger*) ist es dann auch, der die chemischen Signale der Peptidhormone weitervermittelt und damit ihre Wirkung(en) in Gang setzt.

Solche feinen Unterschiede im Benehmen der Hormone sind nicht nur für die pure Wissenschaft interessant, sondern haben auch ganz praktische Auswirkungen für die Medizin: Sollten nämlich einmal Hormonstörungen auftreten, ist es durchaus wichtig zu wissen, auf welche Weise sich die jeweils aus der Reihe tanzenden Botenstoffe denn nun verhalten und wo der tiefere Grund für die Störung liegen könnte: Ist vielleicht die Produktions-Drüse in Streik getreten und hat sie gar nicht erst hergestellt? Klemmt die Drüsen-Tür, können die Hormone also nicht ausgeschüttet werden? Oder herrscht Arbeitskräftemangel bei den Türstehern – das heißt also, kann die Zelle des Erfolgsorgans die nötigen Enzyme nicht herstellen, die als »zweite Botschafter« agieren sollten? Oder läßt sich die Gastgeberin mit Kopfweh entschuldigen, so daß die Enzym-Küche kalt bleibt? Jede dieser Störungsursachen würde nach einer anderen Art des Eingreifens, einer anderen Therapie verlangen.

Gleichgültig, ob die Hormone zuerst gespeichert oder ob sie sofort in die Blutbahn ausgeschüttet werden, um zu ihren Erfolgsorganen zu gelangen, irgendwann haben sie ihre Schuldigkeit getan und müssen gehen. Damit der Organismus nicht auf Dauer mit Hormonen überflutet wird, muß er sie zum Schluß unschädlich machen und ausscheiden. Das passiert vor allem in der Leber, unserem wichtigsten Entgiftungslabor. Dort werden die Hormone mit dem Blut herangetragen, in ihre chemischen Einzelteile zerlegt, dabei inaktiviert und schließlich auf dem Weg über Nieren und Blase mit dem Urin ausgeschwemmt.

Ob dieser Abbau und die Ausscheidung richtig funktionieren und ob überhaupt die richtigen Mengen an bestimmten Hormonen im Blut kreisen und dann vorschriftsmäßig inaktiviert werden, läßt sich daher anhand von Urinuntersuchungen gut feststellen.

Nicht alle Botenstoffe sind nach den strengen Maßstäben der Biochemie »fein genug«, um als Hormone gelten zu dürfen. Gängigen Lehrbüchern zufolge[2] werden Substanzen mit Botenstoff-Wirkung auch danach eingeteilt, wo sie entstehen und was sie tun:

1. *Nervenzell-Hormone (neurosekretorische Hormone).* Sie werden von bestimmten Nervenzellen, unter anderem im Gehirn, gebildet und dann ins Blut ausgeschüttet. Auf dem

Wie Hormone wirken

Weg zu ihren Erfolgsorganen nehmen sie manchmal nur für sie bestimmte Abkürzungen im Blutkreislauf, sind dann also schneller als andere Hormone.

2. *Drüsen-Hormone (glanduläre Hormone,* von *glans* = Drüse). Sie werden in Drüsen, zum Beispiel der Schilddrüse, produziert und in die Blutbahn ausgeschüttet. Anschließend wirken sie dann entweder auf andere Drüsen ein, oder sie machen sich an der Peripherie, den weiter außen gelegenen Teilen des Organismus, zu schaffen, beispielsweise in den feinen Blutgefäßen der Haut.

3. *Gewebshormone (aglanduläre Hormone).* Sie werden weder in Nervenzellen noch in Drüsen, sondern in beliebigen Gewebezellen gebildet (die oft andere Hauptaufgaben haben). Meistens verteilen sich die Gewebshormone nicht über die Blutbahnen, sondern drängeln sich gleich zwischen den Zellen hindurch zu ihren Erfolgsorganen vor. *Sekretin* ist ein solches Gewebshormon; es wird im Magen gebildet, sobald es Speisebrei zu verdauen gibt, wandert dann zur Bauchspeicheldrüse und regt dort die Insulinproduktion an.

4. *Vermittlerstoffe (Mediatoren),* die von vielen Zellen gebildet werden können, aber nur im direkten Umkreis der Zelle wirken. Typisches Beispiel: das Juckreiz und Schwellungen erzeugende *Histamin,* das Allergikerinnen und Allergikern nur allzu bekannt ist.

Von seiner chemischen Herstellung bis zum Ausscheiden aus dem Organismus ist jedes Hormon in einen Regelkreis eingebunden, der im gesunden Zustand im Prinzip immer gleich abläuft. Seine wichtigsten Bestandteile sind die *hormonliefernden Zellen,* das *Blut als Transportmittel,* die Zellen der *Erfolgsorgane* und schließlich das *Abbau-Organ.* Alle müssen ihre Aufgaben im Regelkreis erfüllen – Tag für Tag und Jahr um Jahr. Wenn nicht, ist eine Hormonstörung die Folge.

Dieser »kleine« Regelkreis jedes einzelnen Hormons ist wiederum eingebunden in die »großen Regulationssysteme«, mit deren Hilfe die Hormone zentral gesteuert werden. Hormone spielen nämlich niemals solo, sondern regen stets noch andere Hormone zum Mitspielen an. Deshalb werden sie auch oft mit Orchestermitgliedern verglichen: Eine harmonisch klingende Sinfonie kommt nur zustande, wenn alle zusammenspielen und keines aus der Reihe tanzt oder überhaupt nicht mitspielt.

Zwei Teile des Gehirns spielen für die »große« Regulation eine ganz besondere Rolle: der *Hypothalamus* und die *Hypophyse*. Hypothalamus (wie Hypophyse auf der dritten Silbe betont) bedeutet »unter dem Sehhügel liegend«, der größten grauen Kernmasse des Zwischenhirns tief im Kopf. Dieser Hypothalamus, für den es leider keinen einfachen deutschen Namen gibt, gilt als entwicklungsgeschichtlich ältester, ursprünglichster Teil des Gehirns, in dem »primitive«, aber überlebensnotwendige Instinkte wie Hunger- und Durstgefühl, Schlafbedürfnis, Fortpflanzungstrieb, Flucht- und Selbstverteidigungsreflexe ihren Ursprung haben. Erst viel später kamen die Windungen der Großhirnrinde hinzu, die unsere Spezies zum Denken befähigen.

Der Hypothalamus verbindet die »denkenden« Teile unseres Gehirns mit der Hypophyse. Sie liegt unmittelbar unter dem Hypothalamus und wird deutsch als Hirnanhangdrüse bezeichnet. Sie ist auch die Dirigentin, die Großmeisterin unter den Drüsen, denn sie stellt – mit dem Hypothalamus abgestimmt – viele Regeln auf, nach denen andere Drüsen des Körpers funktionieren. Bei ihr laufen die Fäden zusammen; ohne ihr Steuern und Gegensteuern, das schon auf winzigste Impulse hin geschieht, würden die Hormone rasch wild drauflosspielen. Geordnetes Leben wäre dann nicht mehr möglich.

Die Hirnanhangdrüse besteht aus zwei Teilen: In ihrem Vor-

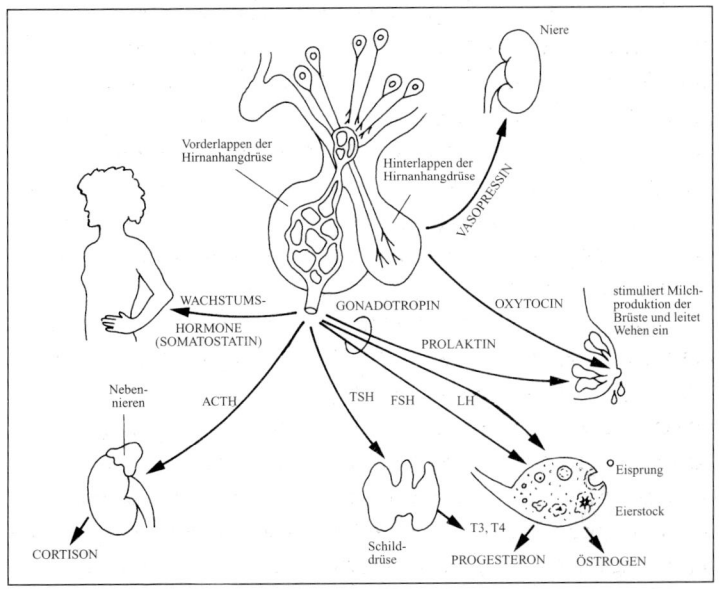

Hirnanhangdrüse: Wie sie die hormonausschüttenden Drüsen steuert und kontrolliert

derlappen erzeugt sie unentwegt Hormone, die andere Drüsen und Organe des Körpers zum Arbeiten anhalten. So zum Beispiel schüttet sie *Gonadotropine* aus, Hormone, die auf die Keimdrüsen einwirken. Ihr Verdienst ist es unter anderem, daß in den Eierstöcken der Frau in rhythmischen Abständen (Monatszyklen) immer wieder Eier heranreifen, die zu einem bestimmten Zeitpunkt in den Trichter des Eileiters hüpfen (Eisprung oder *Ovulation*, etwa in der Zyklusmitte), Richtung Gebärmutter wandern und dabei von eindringenden Spermien befruchtet werden können. Die wichtigsten Botenstoffe, die in der Hirnanhangdrüse und anderen Körpergeweben produziert werden, sind in der Tabelle ab S. 26 dargestellt.

Der Hinterlappen der Hirnanhangdrüse dient mehr als Speicher denn als Produktionsstätte: In ihm werden zwei wichtige Hormone auf Abruf gelagert, die der Hypothalamus zuvor gebildet hat. Einmal das *Vasopressin*, das für den Blutdruck in den Gefäßen und für einen wohlfunktionierenden Wasserhaushalt des Körpers zuständig ist. Zum anderen das *Oxytocin*: Es ist für die Wehentätigkeit bei der Geburt mitverantwortlich, und es stimuliert die Milchdrüsen, Milch auszuschütten, sobald der Säugling zu saugen beginnt. Dabei arbeitet es Hand in Hand mit dem Milchbildungshormon *Prolaktin* aus dem Vorderlappen.

Der Hypothalamus, ein engmaschiges Nervengewebe, ist an alldem ebenfalls beteiligt: Einmal erzeugt er selbst eine ganze Reihe von Hormonen und Vermittlerstoffen. Zum anderen ist er laufend mit der Hirnanhangdrüse in Kontakt, reguliert und koordiniert ihre Hormonproduktion, sendet über sogenannte Freisetzungshormone Botschaften zu ihr, um sie abzuschwächen oder anzukurbeln – je nachdem, was die »innerbetriebliche Lage« gerade erfordert.

Deren momentaner Zustand wird ihm ebenfalls von Botenstoffen gemeldet: Eine Art »Zählwerk« gibt an, wie es denn nun um die Menge der im Blut kreisenden Hormone bestellt ist. Funktioniert alles weisungsgemäß, oder muß vielleicht die Produktion des einen oder anderen Hormons gebremst oder gefördert werden, damit die Harmonie wieder hergestellt wird? Auf diese Weise erfährt der Hypothalamus, diese bedeutende Meldezentrale, was aus den Anweisungen geworden ist, die er in enger Zusammenarbeit mit der Hirnanhangdrüse ständig an den Organismus herausgibt.

»Ausgezählt« werden dabei nur unvorstellbar winzige Hormonmengen. Mengen, die kleiner sind als ein Millionstel Gramm, reichen nämlich oft schon aus, um den jeweiligen hormonellen Regelkreis in Gang zu halten. Aus diesem

Grund ist es auch so schwierig, Hormone zu isolieren oder in ihrem Wirkungsgang zu beobachten: Alles spielt sich im Mikro-Bereich ab.

Der Hypothalamus ist also neben der Hirnanhangdrüse das wichtigste Organ zur Hormonregulierung. Seine Kenntnisse darüber, was gerade am besten wäre, bezieht er nicht nur aus den »innerbetrieblichen« Meldungen, sondern auch über die zahlreichen Reize von außen, die – etwa über die Sinnesorgane – ständig das Zentralnervensystem (ZNS = Gehirn und Rückenmark) anfluten. Geräusche, Sichteindrücke, Geschmacksempfindungen, Duftwahrnehmungen, Berührungen, Wärme, Kälte, Schmerz, sowohl angenehm anregende wie auch stressig überreizende Impulse, die das Zentralnervensystem zu verarbeiten hat, wirken sich auch auf den Hypothalamus aus.

Das gleiche gilt für Meldungen aus dem vegetativen Nervensystem, das mit dem ZNS untrennbar verflochten ist, aber auf eigene Weise, nämlich weitgehend ohne unser bewußtes Zutun, funktioniert. Es sendet zum Beispiel Botschaften über den Zustand von Herz, Kreislauf, Atmung, Stoffwechsel, die allesamt ebenfalls vom Hypothalamus registriert und an die Hirnanhangdrüse weitergemeldet werden.

Und damit sind wir bereits mitten im Thema »Hormone und Psyche«: Seelische Vorgänge, ob mehr oder weniger »innerbetrieblich« (zum Beispiel durch Erinnerungen hervorgerufen) oder durch Reize von außen provoziert, wirken sich ebenso auf die »großen« und »kleinen« hormonellen Regelkreise aus wie die Botschaften, die von den Drüsen und Hormonen selbst stammen. Eindrücke, Gedanken, Gefühle, Belastungen, Freuden – all das hat Einfluß darauf, ob die Hormone harmonieren oder nicht.

Die menschlichen Hormone und ihre Aufgaben

Grundlagen: Tausk, M., et al.: Pharmakologie der Hormone. Thieme Verlag, Stuttgart 1986, und Göretzlehner, G./Lauritzen, Ch.: Praktische Hormontherapie in der Gynäkologie. 2. völlig überarb. Aufl., de Gruyter Verlag, Berlin-New York 1995.

Name/ Abkürzung	Entstehungs- ort(e)	Erfolgs- organ(e)	vermutete oder be- kannte Wirkung
Adrenalin	Nebennierenmark; vegetatives Nervensystem (Sympathikusnerv)	fast alle Körpergewebe	erhöht Puls und Blutdruck, hemmt Darmbewegung, erweitert Pupillen und Bronchien, löst Unruhe und Angst aus (Streßhormon!)
adrenocorticotropes Hormon: ACTH	Hirnanhangdrüse	Nebennieren- rinden (NNR)	regt Hormonproduktion (z.B. Cortison) in den NNR an; Streßhormon!
Aldosteron	Nebennieren- rinden	Nieren	reguliert den Natrium- und Kaliumhaushalt des Körpers
Androgene	*siehe Testosteron*		
Calcitonin	Schilddrüse	Skelett	fördert Kalziumeinbau in die Knochen
Cortison	Nebennieren- rinden	fast alle Körpergewebe	wichtig für Kohlenhydrat-, Eiweiß- und Fettstoffwechsel; entzündungshemmend
Erythropoetin (Blutbildungs- hormon)	Niere	Knochenmark	fördert die Produktion roter Blutkörperchen
Follikel-stimulie- rendes Hormon: FSH (Eireifungs- hormon), neuerdings Follitropin genannt	Hirnanhangdrüse	Eierstöcke	läßt Eibläschen reifen; regt die Östrogenproduktion an; wirkt stets gemeinsam mit LH!

Name/ Abkürzung	Entstehungs- ort(e)	Erfolgs- organ(e)	vermutete oder be- kannte Wirkung
Gastrin	Magen-Darm- Trakt	Magen, Darm, Galle, Bauch- speicheldrüse	regt Produktion von Magensäure und Verdauungsenzy- men an; fördert Ma- gen- und Darmbe- wegungen; regt In- sulinproduktion an
Gestagene	*siehe Progesteron*		
Glucagon	Bauchspeichel- drüse	Bauchspeichel- drüse, Leber	erhöht den Blut- zuckerspiegel; regt Insulinproduktion an
Gonadotropine (Keimdrüsen- anregende Hormone)	*siehe FSH, HCG, LH*		
Gonadotropin- Releasing-Hor- mon (GnRH),	Hypothalamus,	FSH, LH (Hirn- anhangdrüse),	regt Hormonfreiset- zung an
Histamin	alle Körperzellen	alle Körperge- webe	senkt Blutdruck; regt Drüsenfunktion an; verengt Bron- chien; verursacht Muskelkontraktio- nen, Schwellungen und Juckreiz
Humanes Chori- on-Gonadotro- pin: HCG (Schwanger- schaftshormon)	Plazenta (Mutter- kuchen)	Plazenta	regt Östrogen- und Progesteronbildung an
Insulin	Bauchspeichel- drüse	Muskeln, Herz, Fettgewebe, Le- ber u.a.	reguliert den Zucker- und Ei- weiß-Stoffwechsel; Energiehormon!
Kortikoide	*siehe Cortison*		

Name/ Abkürzung	Entstehungs- ort(e)	Erfolgs- organ(e)	vermutete oder be- kannte Wirkung
Luteinisierendes Hormon: LH (Ei- sprung-Hormon), neuerdings Lu- tropin genannt	Hirnanhangdrüse	Eierstöcke, Hoden	regt den Eisprung, die Gelbkörperbil- dung und die Proge- steronproduktion an; wirkt gemein- sam mit FSH! *beim Mann*: regt Keimdrüsen zum Wachstum und zur Testosteron- Ausschüttung an
Melanozyten- stimulierendes Hormon: MSH (Pigment- hormon)	Hirnanhangdrüse	Haut, Gehirn (auch des Unge- borenen)	regt Pigmentbil- dung in der Haut an; fördert Lernver- halten
Melatonin	Zirbeldrüse (Pro- duktion abhängig von Lichteinfall!), Verdauungstrakt	Hypothalamus, Hirnanhangdrü- se, Eierstöcke, Gebärmutter (?), Schlafzen- trum, Verdau- ungstrakt, Im- munsystem, Blutgefäße	kann LH-Produkti- on hemmen; ist für jahreszeitliche Fruchtbarkeits- wellen mit verant- wortlich, regt Im- munabwehr an, hilft Cholesterinablage- rungen und Blut- pfröpfe verhindern, agiert als »Radika- lenfänger«
Östrogene (vor allem Östron, Östradiol, Östri- ol, insgesamt et- wa 30 verschie- dene Östrogene!)	Eierstöcke, Pla- zenta, Nebennie- renrinden, Fettge- webe, Muskeln, Bindegewebe; *beim Mann:* Ho- den, Fettgewebe, NNR	alle weiblichen Fortpflanzungs- organe, Brüste, Haut, Hypotha- lamus, Hirnan- hangdrüse, Harnröhre, Bla- se, Knochen; *beim Mann:* alle Fortpflanzungs- organe	fördern Geschlechts- reife; sind für Ei- Transport und Ei- Einnistung zustän- dig; regen Zervix- schleimbildung und Wachstum der Gebärmutterschleim- haut sowie der Milchdrüsen an; schützen die Schwan- gerschaft (zusammen mit Progesteron); hemmen die Produk-

Name/ Abkürzung	Entstehungs- ort(e)	Erfolgs- organ(e)	vermutete oder be- kannte Wirkung
			tion keimdrüsenan- regender Hormone; halten den Blasen- trakt gesund; hem- men den Knochen- abbau; halten Was- ser im Körper zurück; usw. *beim Mann:* fördern Ei- weißstoffwechsel und Wachstum; auch Einfluß auf Samenbläschen möglich (wenig er- forscht)
Oxytocin (Milch- flußhormon)	Zwischenhirn	Gebärmutter, Milchdrüsen, Kreislauf, Gehirn	regt Wehen und Milchfluß an; setzt den Blutdruck her- ab; beschleunigt das Vergessen
Parathormon (PTH)	Nebenschild- drüsen	Darm, Skelett, Nieren	erhöht den Kalzi- umgehalt, senkt den Phosphatgehalt des Bluts; fördert Knochenaufbau
Progesteron	Gelbkörper, Pla- zenta, Eierstöcke, NNR	Gebärmutter- schleimhaut, Muttermund, Scheide, Eilei- ter, Brüste, Hy- pothalamus; Spermien; Ge- bärmutter in der Schwanger- schaft	bereitet Gebärmut- terschleimhaut auf Ei-Einnistung vor; fördert Ei-Transport und Einnistung; macht Spermien in der Scheide be- fruchtungsfähig (Kapazitation); schützt vor vorzeiti- gen Wehen; erhöht zyklisch die Kör- pertemperatur
Prolaktin	Hirnanhangdrüse	Milchdrüsen, Eierstöcke, NNR, Scheide; Mineralhaus-	regt Milchbildung an; kann Östrogen- produktion hem- men; schützt die

Name/ Abkürzung	Entstehungs- ort(e)	Erfolgs- organ(e)	vermutete oder be- kannte Wirkung
		halt; *beim Mann:* Prostata, Samenblasen	Scheidenschleimhaut; verstärkt die ACTH-Wirkung; *beim Mann:* verstärkt die Testosteronwirkung; allgemein: hält z.B. Kalium, Phosphor, Stickstoff im Organismus zurück
Prostaglandine	verschiedene Körpergewebe, vor allem in der Gebärmutter, im Gehirn, in den Blutgefäßen; *beim Mann:* Samenbläschen	Blutgefäße, Gebärmutter, Gehirn, Stoffwechsel; *beim Mann:* Spermien	kann Blutdruck steigern oder senken; regt Gebärmutterkrämpfe an; löst Schmerzempfinden aus; steigert Fettstoffwechsel; *beim Mann:* macht Spermien mobil
Relaxin	Gelbkörper, Plazenta, Muttermund (?); *beim Mann:* Prostata (?)	Schamfuge, Muttermund; *beim Mann:* Spermien	erweicht die Schamfuge und den Muttermund und erleichtert so das Gebären; wirkt vermutlich auf die Gebärmutter ein (?); *beim Mann:* macht Samenzellen mobil
Sekretin	Darmschleimhaut	Magen, Bauchspeicheldrüse, Galle, Darm	regt die Bauchspeicheldrüse an; fördert Pepsinproduktion im Magen; steigert Gallensaftausschüttung der Leber; hemmt Darmbewegungen
Somatostatin, somatotropes Hormon: STH, (Wachstumshormon)	Hirnanhangdrüse	alle Körpergewebe	fördert Wachstum von Knochen und Geweben; regt Eiweiß-, Fett- und Kohlenhydratstoffwechsel an

Name/ Abkürzung	Entstehungs- ort(e)	Erfolgs- organ(e)	vermutete oder be- kannte Wirkung
Testosteron	Eierstöcke; *beim Mann:* Hoden	*bei der Frau:* sekundäre Geschlechtsmerkmale (insg. wenig erforscht); *beim Mann:* Geschlechtsorgane, Skelett, Blut, Muskeln, Behaarung	*bei der Frau:* normale Wirkungen wenig erforscht; bei hohen Werten »Vermännlichung« (?); *beim Mann:* fördert Geschlechtsreife, Skelettwachstum, Knochen- und Blutbildung, Muskelwachstum, »Geheimratsecken«
Thymosin	Thymusdrüse	Blut (Immunsystem)	fördert die Bildung der weißen Blutkörperchen
Thyreotropes Hormon: TSH	Hirnanhangdrüse	Schilddrüse	verstärkt Durchblutung der Schilddrüse, stimuliert die Ausschüttung von Schilddrüsenhormonen
Thyroxin: T_4 (Schilddrüsenhormon)	Schilddrüse	alle Körpergewebe	reguliert Wachstum, körperliche und geistige Entwicklung
Trijodthyronin: T_3	*siehe Thyroxin*		
Vasopressin	Hypothalamus	Blutgefäße, Nieren, Darm, Gebärmutter, Hirnanhangdrüse, Blut, Zentralnervensystem	reguliert Wasserhaushalt, regt Darmtätigkeit und Gebärmutter-Kontraktionen an, stimuliert ACTH-Produktion und Blutgerinnung, verzögert das Vergessen

31

Wer sich die vorangestellte Tabelle etwas genauer ansieht, wird bemerken: Hormone werden in sehr vielen verschiedenen Körpergeweben hergestellt; praktisch jede Zelle des Körpers produziert oder speichert irgendeinen Botenstoff. Alle Zellen haben Hormone oder hormonähnliche Vermittlerstoffe nötig, um mit anderen Zellen zu kommunizieren. Hormone sind wie Brieftauben, Postboten, Telefon, Telefax und Alarmsirenen zusammengenommen, dabei besser miteinander vernetzt als jedes Internet.

Geschlechtshormone werden zum größten Teil auch in den Geschlechtsorganen gebildet. Aber eben nicht nur – und das ist für Frauen wichtig: Sollten zum Beispiel die Eierstöcke von Krankheit befallen sein und entfernt werden müssen, hört damit noch längst nicht die gesamte Östrogenproduktion im weiblichen Körper auf. Sie werden weiterhin – wenn auch natürlich in weit geringerem Ausmaß – in den Nebennierenrinden, in den Muskeln, im Bindegewebe und vor allem in den Fettgeweben produziert.

Aus diesem Grund ist es auch höchst ungesund, wenn Frauen sich künstlich mager hungern, vor allem, wenn sie bereits in die Wechseljahre kommen oder das Klimakterium schon hinter sich haben: Je weniger Fettgewebe sie um Hüften, Po, Oberschenkel, Bauch und Brust haben, desto weniger Östrogene können darin hergestellt werden. Die rundlichen Formen, über die so viele Frauen sich heute im Zuge des Jugendlichkeits- und Schlankheitswahns ärgern und die sie mit allen Mitteln wegzufasten versuchen, haben also durchaus eine wichtige physiologische Bedeutung.

Mit den Mitteln moderner Technik entdecken Hormonforscherinnen und Hormonforscher ständig neue Botenstoffe, die das Leben in Gang halten. Und sie entdecken auch immer weitere

Zellverbände und Organe, die Hormone produzieren. In den nachfolgenden Kapiteln werden dafür noch einige wichtige Beispiele genannt.

Aus allem, was die Endokrinologie bislang über Entstehen und Zusammenwirken der chemischen Botenstoffe herausgefunden hat – und das ist bei weitem noch nicht so viel, wie der allgemeine Wirbel um die Hormonforschung manchmal glauben machen könnte! –, lassen sich einige wichtige Erkenntnisse herauskristallisieren, die auch für den Zusammenhang zwischen Psyche und Hormonen bedeutsam sind.

- *Die Hormone im menschlichen Organismus arbeiten Hand in Hand und sind dabei voneinander abhängig.* Streikt eine Drüse oder ein anderes hormonproduzierendes Gewebe, hat das binnen kurzem Auswirkungen auf das gesamte hormonelle Regulationssystem. Auch andere Hormon-Regelkreise können dann durcheinandergeraten. Das gleiche passiert, wenn die Erfolgsorgane der Botenstoffe nicht richtig auf die ankommenden Meldungen reagieren.
- *Hormone sind Spezialisten.* Ihre jeweilige Arbeit kann nicht oder nur zu einem kleinen Teil von anderen Botenstoffen übernommen werden. Das macht zum Beispiel Hormontherapien so kompliziert: Es muß vorher immer ganz klar sein, welches Hormon denn nun im einzelnen fehlt, nicht ausreichend produziert wird oder nicht korrekt mit anderen zusammenarbeitet. Und das ist oft gar nicht so leicht festzustellen.
- *Auch bei den Hormonen gibt es Rangordnungen.* Auch wenn alle Botenstoffe grundsätzlich für das Zusammenspiel des »Hormon-Orchesters« gebraucht werden, sind manche doch wichtiger als andere. Ein paar können zeitweilig oder ganz ausfallen, ohne daß gleich das Leben der betreffenden Person bedroht wäre; andere sind überlebensnotwendig.

Interessanterweise gehören zu den letzteren *nicht* die Geschlechtshormone (von der Reifung im Mutterleib, über die wir insgesamt noch viel zu wenig wissen, einmal abgesehen): Auch wenn eine Frau ihre Eierstöcke verliert, bleibt sie am Leben und auch »ganz Frau«. Sie kann zwar keine Kinder mehr bekommen, hat aber weiterhin sexuelle Gefühle und ist auch imstande, sie auszuleben. Bei einem Mann hat die Kastration, das Entfernen der Hoden, weitaus stärker beeinträchtigende Folgen, ist aber ebenfalls nicht lebensbedrohlich.

Die allerwichtigste Funktion der Botenstoffe ist es, das Leben des Organismus, der sie erzeugt, zu schützen und aufrechtzuerhalten. Alle anderen weitergehenden Funktionen, etwa der Erhalt der Fortpflanzungsfähigkeit, sind demgegenüber zweitrangig. In diesem Licht betrachtet, können zum Beispiel Fruchtbarkeitsstörungen eine ganz andere Bedeutung bekommen: Es kann gut sein, daß der Gesamtorganismus gerade viel Lebenswichtigeres zu tun hat, als sich ausgerechnet darum zu kümmern.

• *Die Hormon-Regulatoren können überlistet werden, denn sie glauben jede Botschaft, woher sie auch kommen mag.* So klug der Hypothalamus und die Hirnanhangdrüse auch sein mögen: Zwischen körper*eigenen* und körper*fremden* Hormonen unterscheiden, können sie zunächst nicht. Eine Frau, die künstliche Hormone in Form der Antibabypille schluckt, vermittelt ihrer hormonellen Schaltzentrale damit die – tatsächlich ja falsche – Botschaft, es läge schon eine Schwangerschaft vor und deshalb sei der allmonatliche Eisprung unnötig. Die Östrogen- und Gestagenspiegel im Blut dieser Frau signalisieren dem Hypothalamus nämlich, es seien so viele dieser Geschlechtshormone vorhanden, wie es sonst nur bei einer Schwangerschaft der Fall ist. Er »vertraut« nun dieser Botschaft und hört auf, die Keimdrüsen weiter anzuregen. Nach einiger Zeit jedoch scheint dieses Täuschungsmanöver nicht mehr zuverlässig zu funktionieren. Der Hypothalamus »merkt die Absicht und ist verstimmt«, oder die Psyche der Frau hat die künstliche Hormonzufuhr satt beziehungsweise klagt, daß ihr heimlicher Kinderwunsch unterdrückt wird. Dann verspürt die Frau unter Umständen plötzlich Nebenwirkungen der Pille, die sie doch vorher recht gut zu vertragen schien.

- *Die hormonellen Regelsysteme sind flexibel.* Obwohl sie ständig einer Vielzahl von inneren und äußeren Reizen ausgesetzt sind, können sie sich trotz gelegentlicher Schwankungen erstaunlich lange im Gleichgewicht halten. Hätten wir nur einen einzigen oder wenige einzelne hormonelle Regelkreise, wie das bei manchen primitiveren Lebensformen wie den Insekten der Fall ist, so würde eine mittelschwere Störung gleich das ganze System zusammenbrechen lassen. Gerade die Vielfalt und Vernetzung unserer hormonellen Systeme macht es möglich, daß wir vergleichsweise viel aushalten, bevor es zu einer ernsthaften Erkrankung kommt.

3. Von der Wiege bis zur Bahre

Hormone und ihre Veränderungen im Laufe des Lebens

Kinder sind keine geschlechtslosen Wesen. Bei 999 von 1000 Geburten erfahren die Eltern unmittelbar nach der Entbindung oder sogar schon ab dem vierten Schwangerschaftsmonat mittels Chromosomen-Analysen oder Ultraschall-Untersuchungen: Dieses Kind ist ein Mädchen oder ein Junge; es hat zwei Geschlechts-Chromosomen in X-Form oder aber ein X- und ein Y-Chromosom.

Bis zur siebten Schwangerschaftswoche sind alle Ungeborenen sozusagen weiblichen Geschlechts (auch wenn männliche Forscher lieber von einem zwitterigen »Keimdrüsengeschlecht« sprechen): Sie entwickeln sich bis dahin genau gleich, ob sie nun XX- oder XY-Chromosomen in sich tragen. Erst danach macht sich bei den Ungeborenen, die später Jungen werden sollen, der Einfluß des Geschlechtschromosoms Y bemerkbar. Die Zellverbände und Drüsengänge, aus denen anschließend die männlichen Geschlechtsorgane hervorgehen, prägen sich ab jetzt anders aus als beim Mädchen.

Sobald die Keimdrüsen in ihren Anlagen gebildet sind, beginnen sie bereits im Mutterleib mit der Produktion von Geschlechtshormonen: Östrogene und Gestagene (vor allem Progesteron) für den weiblichen Organismus, Testosteron und andere Androgene für den männlichen. Diese Trennung ist allerdings nicht so strikt, wie früher angenommen wurde: Alle Geschlechtshormone sind chemisch eng miteinander verwandt, und jede Keimdrüse der Ungeborenen produziert winzige Mengen auch derjenigen Hormone, die eigentlich als typisch für das jeweils andere Geschlecht gelten. Man spricht deshalb auch von einer angelegten Bisexualität jedes Menschen.

Für die weitere Geschlechtsentwicklung im Mutterleib und danach ist u. a. ausschlaggebend, von welchen Hormonen die größten Mengen produziert werden.[1] Zwischen der achten und zwölften Schwangerschaftswoche werden Form und Struktur der inneren Geschlechtsorgane festgelegt; in der 12. bis 16. Schwangerschaftswoche entwickeln sich die äußeren Geschlechtsorgane. Zwischen der 16. und 28. Schwangerschaftswoche schließlich reifen wichtige Teile des menschlichen Gehirns, unter anderem der Hypothalamus (siehe hierzu ab S. 22). Er wird auch von den Geschlechtshormonen beeinflußt, die das Ungeborene in dieser Zeit produziert. Diese Meldezentrale entwickelt sich beim männlichen Fetus offenbar etwas anders als beim weiblichen: Große Androgenmengen können bewirken, daß bestimmte Nervenfasern darin stärker wachsen und sich mehr Umschaltstellen (Synapsen) darauf bilden.

Ob das allerdings immer so ist, oder welche Androgenmengen genau dafür nötig sind, ist noch nicht bekannt. Auch sonst weiß die Wissenschaft noch relativ wenig mit diesem Befund anzufangen. Vermutet wird, daß sich die Unterschiede in der Hypothalamus-Struktur auf den Hormonhaushalt, auf das Gedächtnis sowie – mit vielen Fragezeichen – auf »weibliche« oder »männliche« Verhaltensweisen, vor allem im sexuellen Bereich, auswirken.

In den Eierstöcken des ungeborenen Mädchens haben sich bereits von der zehnten Schwangerschaftswoche an die ersten Eibläschen gebildet. Bis zur 32. Woche sind darin bereits Hunderttausende von kleinen Eiern vorhanden – rund 400000. Im späteren Leben werden davon nur ungefähr acht bis zehn Prozent reifen, und nur ein Bruchteil wird die Chance zur Befruchtung haben: Das zeigt, wie verschwenderisch Mutter Natur für die Fruchtbarkeit vorsorgt.

Es sind nicht die Östrogene des weiblichen Fetus allein, die

die rasante Entwicklung im Mutterleib begünstigen. Das Ungeborene erhält auch hormonelle Anstöße über den Mutterkuchen (die Plazenta), der während der gesamten Schwangerschaft Hormone produziert. Unter dem Einfluß mütterlicher Östrogene verdickt sich die Schleimhaut in der winzigen Gebärmutter ein bißchen und ist bei der Geburt etwa so dick wie die Gebärmutterschleimhaut einer erwachsenen Frau, bevor sie ihren Eisprung hat.

Beim Abnabeln wird auch die Hormonzufuhr von der Mutter her unterbrochen. Drei von hundert neugeborenen Mädchen bluten wegen dieses »Hormonentzugs« deutlich aus der Scheide, und bei einem weiteren Teil von ihnen ist die mit bloßem Auge kaum erkennbare Blutung mit technischen Hilfsmitteln nachweisbar.[2]

Auch auf Jungen wirken sich die mütterlichen Hormone aus: Kurz nach der Geburt sind ihre Brustdrüsen, ebenso wie bei den Mädchen, leicht geschwollen. Diese Schwellung der Brustdrüsen, die »Hexenmilch« – eine milchähnliche Absonderung aus den Brustwarzen, die man früher als »Hexenwerk« mißdeutete – und die Tatsache, daß kleine Mädchen ein paar Wochen lang eine vergleichsweise große Gebärmutter haben, das alles zusammen wirkt bei ihnen wie eine Miniatur-Pubertät und heißt medizinisch auch so.

Bis zur richtigen Pubertät vergehen dann allerdings noch Jahre. Über die Funktion der winzigen Mengen an Geschlechtshormonen, die im Körper von Mädchen und Jungen während der Kinderjahre kreisen, wissen wir noch relativ wenig. Es scheint, daß die inneren Drüsen, die sie bilden, in dieser Zeit sozusagen auf Sparflamme arbeiten und in Ruhe abwarten, bis der Hypothalamus ihnen neue Signale schickt. (Manche angeborenen Erkrankungen oder Hormonstörungen bewirken jedoch, daß diese Signale verfrüht gegeben werden oder ganz ausbleiben.)

Statt der Geschlechtshormone treten im Kindesalter eine Reihe anderer wichtiger Botenstoffe auf den Plan und bestimmen, wie es weitergeht. Dazu gehören vor allem die Schilddrüsenhormone (siehe Tabelle S. 31) und das Wachstumshormon *Somatostatin*, das in der Hirnanhangdrüse gebildet wird. Sie lassen das Kind, kurz gesagt, körperlich, geistig und seelisch heranwachsen.

Ist mit einem dieser hormonellen Regelkreise etwas nicht in Ordnung, hat das gleichermaßen unangenehme Auswirkungen auf Mädchen wie auf Jungen. Mit einer – allerdings rein gesellschaftlich bedingten – Ausnahme: Produziert die Hirnanhangdrüse von Mädchen zu wenig Wachstumshormone, wird das meistens erst sehr viel später entdeckt als bei Jungen. Daß nämlich mit »niedlichen kleinen Mädchen« etwas nicht stimmen könnte, fällt den Eltern, Ärztinnen und Ärzten gar nicht so auf. Wächst ein Junge jedoch nicht erwartungsgemäß, wird er meist rasch zum Arzt gebracht.[3]

Die erste Menstruation: Der Zyklus beginnt

Die Geschlechtshormone haben also im Kindesalter – wahrscheinlich – ziemlich wenig zu tun. Um das siebte bis neunte Lebensjahr herum wird das bei Mädchen jedoch anders. (Jungen kommen später in die Pubertät als Mädchen; ihre hormonelle Entwicklung verläuft nach anderen Gesetzen und kann hier aus Platzgründen nicht besprochen werden.) Hypothalamus und Hirnanhangdrüse, bis dahin vorrangig mit dem Wachstum und der Gehirnentwicklung beschäftigt, erinnern sich: Eine wichtige Aufgabe ist noch unerfüllt.

Den Erinnerungsanstoß geben ihnen viele verschiedenartige Meldungen aus den Körpergeweben, die alle zusammen bedeuten: Jetzt ist langsam die Fortpflanzungsfähigkeit dran. Welche Meldungen das im einzelnen sind, ist bislang noch nicht genau erforscht. Eines ist immerhin sicher: Bei Mädchen spielt das Körpergewicht eine wichtige Rolle. Ungefähr 38 bis 43 Kilogramm signalisieren der hormonellen Steuerzentrale: Jetzt wird es langsam Zeit, die Eierstöcke zur Funktion anzuregen. Magersucht (siehe ab S. 87) und krasse Diäten, zu denen Teenies vom Schönheitsideal der Überschlankheit verführt werden, können diese Entwicklung stark beeinträchtigen, die erste Menstruation verzögern und Gesundheitsstörungen auslösen.

Vier verschiedene Hormone bzw. Hormongruppen sind an der Entwicklung vom Mädchen zur Frau im wesentlichen beteiligt: Östrogene, Gestagene, FSH und LH. Von den Botenstoffen des Hypothalamus dazu angeregt, beginnt die Hirnanhangdrüse, keimdrüsenanregende Hormone an die Eierstöcke auszuschicken. Im medizinischen Fachjargon heißen sie *Follikel-stimulierende Hormone*, abgekürzt FSH. Sie übermitteln den Eibläschen die Botschaft: »Das erste Ei reifen lassen – Östrogene bilden!«

Meist gehorchen die Eierstöcke auf diesen Befehl noch nicht sofort. Zwar fangen sie schon mal mit verstärkter Östrogenproduktion an, aber die Eibläschen bleiben noch eine Weile unbehelligt. Unter dem Östrogeneinfluß beginnt jedoch das Mädchen im Laufe der nächsten paar Jahre, alle Zeichen reifender Weiblichkeit zu entwickeln. Die Brüste runden sich; die Hüften werden etwas breiter; die Achsel- und Schambehaarung beginnt zu sprießen; die Stimme wird etwas tiefer.

Auch auf die Eibläschen wirken die Östrogene ein, und das eine oder andere fängt an heranzureifen. Doch weil die Hormonmengen noch nicht ganz ausreichen, sinkt es wieder in sich zusammen, bevor es platzen und das Ei darin herauslassen konnte: Für den Eisprung war es noch nicht soweit.

Aber die Hirnanhangdrüse schickt unverdrossen weiter FSH ins Blut, und immer mehr Östrogene werden gebildet. Irgendwann meldet das »Zählwerk« des Hypothalamus, daß die Hormonflut einen bestimmten Pegelstand erreicht hat. Dann schickt die Hirnanhangdrüse ein zweites Hormon los. Es wird *luteinisierendes Hormon* genannt, abgekürzt LH oder Eisprunghormon.

Diese Hormone erreichen ihren »Landeplatz« an den Eibläschen. Ein Eibläschen, inzwischen ausgereift, platzt tatsächlich auf und gibt die Eizelle dabei frei: Das ist der erste Eisprung. Manche Mädchen spüren ihn als kleinen Stich oder Krampf im Unterleib (»Mittelschmerz«).

Die geborstene Eihülle schließt ihre Zellen danach – von FSH und LH dazu angehalten – zu einem dichten Zellverband zusammen. Dieser wächst anschließend auf ein Vielfaches seiner Größe, lagert dabei Stoffwechselfette ein, wird rundlich und gelb: Das ist der *Gelbkörper* (lateinisch *Corpus luteum*). Während er so zunimmt, wird er zu einer wichtigen Drüse umgebaut. Seine Zellen fangen an, Gestagene, vor allem Progesteron, zu produzieren, das zweite wichtige Geschlechtshormon von Mädchen und Frauen. Diese Hormone machen sich auf den Weg zur Gebärmutterschleimhaut, wo die Östrogene bereits am Werk sind. Sie dringen in die Schleimhautzellen ein und verkünden die Botschaft: »Nest vorbereiten zur Aufnahme einer Eizelle – sie könnte befruchtet sein!«

Die Schleimhaut, mit der die innere Wand der Gebärmutter ausgekleidet ist, reagiert auf die Meldungen von Östrogenen und Progesteron und beginnt, sich zu verdicken und mit Nährstoffen anzureichern, die für das künftige Kind lebensnotwendig wären (falls es jetzt gezeugt würde).

Sobald das Ei in den Eileiter gesprungen ist, haben sowohl das keimdrüsenanregende als auch das Eisprunghormon erst einmal ihre Schuldigkeit getan. Die Hirnanhangdrüse drosselt also vorläufig ihre Produktion stark, und die im Blut kreisende Menge von FSH und LH sinkt nach dem Eisprung auf einen charakteristisch niedrigen Stand ab.

Jeder dieser Schritte wird durch Botenstoffe dem Hypothalamus und der Hirnanhangdrüse gemeldet. Nach ungefähr einer Woche merken sie, daß die Gebärmutterschleimhaut nun dick genug ist. Aber eine Befruchtung hat nicht stattgefunden (und vielleicht war auch noch kein Ei sprungbereit gewesen). Sie geben also den Befehl: »Alles wieder abbauen!«

Als erstes begreift der Gelbkörper, zu dem sich die geplatzte Eihülle umgebildet hatte, daß er damit erst einmal überflüssig geworden ist. Sein Hormon Progesteron – nach Zustandekommen einer Schwangerschaft für ihren Schutz nötig – wird nicht mehr gebraucht. Der Gelbkörper schrumpft und löst sich in seine Bestandteile auf, die von den umliegenden Zellen geschluckt werden. Das ist dann jedesmal das Signal für die Gebärmutterschleimhaut, sich abzubauen und von der Wand abzulösen.

Manche Mädchen spüren das mit deutlichem Ziehen im Unterleib und sogar Krämpfen und finden ein paar Tage später erstmals Blutspuren im Slip: Ihre erste Menstruation, medizinisch *Menarche* genannt, hat eingesetzt.

Das wird wiederum der Hirnanhangdrüse gemeldet. Weisungsgemäß fängt sie erneut damit an, keimdrüsenanregende Hormone auszuschütten – und der ganze Kreislauf geht wieder von vorne los. Je mehr dieser hormonelle Regelkreis ausreift, desto größer wird die Chance, daß das Mädchen bald in jedem Zyklus einen Eisprung hat.

Der Einfachheit halber wird in der Medizin der erste Tag der Blutung als erster Zyklustag bezeichnet. Ungefähr 14 Tage später findet der Eisprung statt; wieder zwei Wochen später setzt die nächste Menstruation ein. Das heißt, falls das junge Mädchen oder die erwachsene Frau einen genau 28 Tage dauernden Monatszyklus hat!

Ein solcher 28-Tage-Zyklus wird in der Frauenheilkunde zwar als »normal« bezeichnet, ist es aber keineswegs: Nur ganz wenige Frauen (und natürlich noch weniger junge Mädchen, deren Zyklus noch jahrelang unregelmäßig ist und völlig normale Schwankungen aufweist) menstruieren tatsächlich alle 28 Tage, und noch kleiner ist die Zahl derjenigen, die ihre gesamten fruchtbaren Jahre hindurch bei diesem Rhythmus bleiben! Was uns von der Medizin als »Regel« verkauft wird, ist also eher die Ausnahme; und auch die »Regel« oder »Monatsblutung« muß weder stets regelmäßig noch jeden Monat genau einmal auftreten. Manche Mädchen und Frauen haben zum Beispiel einen rascheren Stoffwechsel und menstruieren in kürzeren Abständen, etwa alle 24 oder 25 Tage. Da passiert es häufig, daß in einem Kalendermonat zweimal eine Blutung zu verzeichnen ist.

Abweichungen von einer vorgegebenen Norm können leicht als krank oder unnormal bezeichnet werden – und wären dann ja ein Grund, eine Behandlung einzuleiten. Oft ist diese aber überhaupt nicht nötig, denn die Frau folgt mit ihrer »Normabweichung« nur ihrem ganz eigenen Körperrhythmus. Die Medizinjournalistinnen Sylvia Schneider und Angelika Blume sprechen daher in ihrem Buch ›Die Regel‹ sehr zu Recht von einer »herbeigeredeten Krankheit«.[4]

Hormonveränderungen während der Fruchtbarkeitsphase und im Klimakterium

Die entscheidendsten hormonellen Veränderungen erlebt eine Frau in der Phase ihrer Fruchtbarkeit, wenn sie schwanger wird. Als erstes produziert ihr Körper dann ein ganz neues Hormon, das sogenannte *humane* (= menschliche) *Chorion-Gonadotropin*, abgekürzt HCG. Eigentlich müßte es »weibliches« und nicht »menschliches« Chorion-Gonadotropin heißen, denn die andere Hälfte der Menschheit, das männliche Geschlecht, kann es unter keinen Umständen im Körper bilden.

Dieses HCG entsteht in den Schichten der Eihaut des befruchteten Eies, die sich zum Mutterkuchen (zur Plazenta) umbilden und das Ungeborene darin schützen und ernähren. Es ist bereits wenige Tage nach der Befruchtung im Urin der Frau nachweisbar und wurde daher zur Grundlage von vielen Schwangerschaftstests.

HCG signalisiert der Hirnanhangdrüse: »Schwangerschaft eingetreten!« Keimdrüsenanregende und Eisprung-Hormone (FSH und LH) sind damit überflüssig geworden; die Drüse hört mit ihrer Produktion auf. Dafür bilden die Eierstöcke um so eifriger Östrogene, welche die winzige Plazenta nun zum Wachsen braucht. Später übernimmt sie selbst als wichtigste Hormonproduzentin in der Schwangerschaft den größten Teil der Östrogenproduktion und stellt von Anfang an auch jede Menge Progesteron her. Dieses Hormon hat nun die Aufgabe, die Schwangerschaft zu schützen, das heißt, die Gebärmutter möglichst ruhigzustellen, damit sie sich nicht unbotmäßig zusammenkrampft und den Embryo etwa vorzeitig ausstößt.

Außerdem bildet die Plazenta während der gesamten Schwangerschaft ein Enzym mit dem komplizierten Namen *Oxytocinase*. Es ist zwar kein Hormon, hat aber eine sehr wichtige Wächterfunktion: Es muß nämlich verhindern, daß das Hormon Oxytocin sich zu früh breitmacht und die Gebärmutter zu vorzeitigen Wehen veranlaßt. Dieses Hormon wird im Hypothalamus gebildet: am Anfang der Schwangerschaft noch in kleinen Mengen, zum Schluß hin in immer größeren, so daß es irgendwann über seinen Enzym-»Wachhund« die Überhand gewinnt. Dann setzen die Wehen ein, und die Milchproduktion in den Brustdrüsen der Frau wird stark angeregt.

Auch Gewebshormone haben bei den Wehen ihre Hand im Spiel: die sogenannten *Prostaglandine*. Sie helfen mit, den Gebärmuttermuskel zu Kontraktionen zu veranlassen (und sind auch dafür mitverantwortlich, daß Wehen weh tun).

Sobald die Entbindung beendet und die Plazenta als Nachgeburt ausgestoßen worden ist, sind drastische Hormonveränderungen zu verzeichnen:

- Im Körper der Frau wird kein HCG mehr produziert.
- Östrogen- und Progesteronspiegel fallen stark ab, weil die Plazenta ja nicht mehr vorhanden ist.
- Der Prostaglandinspiegel geht zurück.
- Die Schilddrüse, die im Verlauf von Schwangerschaft und Entbindung ebenfalls sehr viel mehr Thyroxin produzierte, macht erschöpft eine Pause. (Die Auswirkungen auch dieser Hormonveränderung werden ausführlich in Kapitel 7 »Der Fall ins Bodenlose« besprochen.)

Ähnliche Hormonveränderungen erlebt eine Frau natürlich auch, wenn sie schwanger wird, sich jedoch für einen Schwangerschaftsabbruch entscheidet oder eine Fehl-, Früh- oder Totgeburt durchmachen muß.

In früheren Zeiten bestimmte dieses hormonelle Auf und Ab beinahe das gesamte Leben gebärfähiger Frauen. Sie mußten in rascher Folge hintereinander Kinder zur Welt bringen: Fünfzehn und mehr, dazu noch etliche Fehlgeburten, waren keine Seltenheit. Hormonell gesehen, kamen die meisten Frauen nie richtig zur Ruhe.

Was für Frauen früher gesellschaftlich bedingte »Normalität« war, ist für Frauen heute die Ausnahme. Normal ist das Auf und Ab ihres Menstruationszyklus, die Veränderungen, die damit verbunden sind, und die Störungen, die damit verbunden sein können.

Ob eine Frau nun immer wieder einmal schwanger ist oder ganz im Gegenteil selbstgewählt – also nicht wegen einer Fruchtbarkeitsstörung – niemals schwanger wird: Im Laufe ihrer Fruchtbarkeitsphase verändern sich ihre inneren Organe, vor allem ihre Eierstöcke, und damit auch ihre hormonellen Regelkreise in charakteristischer Weise.

Vor der Eisprung-Phase, etwa in der Zyklusmitte, werden ungefähr ab Mitte dreißig immer mehr Östrogene produziert; nach dem Eisprung und vor der Menstruation hingegen sinkt die Östrogenproduktion noch mehr ab, als das in dieser Zyklusphase ohnehin der Fall ist. Im Lauf der Jahre werden die Östrogen-Spitzenwerte vor dem Eisprung immer höher, die Tiefstwerte vor der nächsten Blutung immer niedriger.

Ungefähr mit Anfang vierzig zeigen die Eierstöcke erste Ermüdungserscheinungen. Sie machen sich oft zuerst beim Gelbkörper bemerkbar: Es passiert, daß er sich nur ungenügend ausbildet oder zu kleine Mengen an Hormonen ausschüttet. Zunächst kommt das nur gelegentlich vor, wird aber im Lauf der Zeit immer häufiger. Das ist einer der Gründe, weshalb die Empfängnisbereitschaft der Frau über vierzig immer stärker nachläßt.

Wenn der Gelbkörper nachläßt, verändert sich auch die Hormonproduktion in der zweiten Zyklusphase. Immer weniger Östrogene und Gestagene werden produziert, und ganz allmählich setzt die Zeit des Wechsels, des Klimakteriums, ein.

Auch im Eierstock gehen deutliche Veränderungen vor sich. Die acht bis zehn Eibläschen, die in jedem Zyklus von den Botenstoffen der Hirnanhangdrüse zum Reifen aufgefordert werden, bilden sich zu Fettzellen um, wenn sie zugrunde gehen. (Nur ein oder zwei von ihnen reifen ja in jedem Zyklus so weit, daß sie in den Eileiter springen können.) Nach rund fünfundzwanzig Jahren Fruchtbarkeit sind es bereits einige tausend Fettzellen, und es werden immer mehr. Die Eierstöcke ermüden mit jedem Jahr stärker, und ständig gehen weitere Eibläschen zugrunde.

Das gelbliche Band der Fettzellen, das die Eierstöcke jetzt durchzieht, wird medizinisch *Stroma* genannt. Immer größere Teile der Eierstöcke bestehen schließlich daraus, bis zu irgendeinem Zeitpunkt im späteren Leben der Frau große Teile der Eierstöcke zu Stroma umgewandelt sind.

Bis in die siebziger Jahre hinein waren Wissenschaftler fest davon überzeugt, daß dieses Stroma biologisch nicht aktiv sei und vor allem keinerlei Hormone mehr erzeuge. Doch das hat sich inzwischen, wie so viele andere medizinische Annahmen über das Funktionieren weiblicher Organe, als Irrtum herausgestellt: Auch das Stroma, so ergaben genauere Studien, schüttet sehr wohl noch Hormone aus. Und zwar nicht nur während der Wechseljahre, sondern auch noch danach, wahrscheinlich bis ans Lebensende der Frau, selbst wenn sie hundert wird![5]

Diese Hormone sind: kleine Mengen Östrogene, das »männliche« Hormon Testosteron sowie *Androstendion* (ein Verwandter des Testosterons). Je älter sie wird, desto mehr Testosteron bildet sich im Körper der Frau – wenn auch immer noch erheblich weniger als im Körper des Mannes (dessen Testosteronproduktion im Alter ebenfalls nachläßt).

Auch die Gebärmutter erhält während dieser Zeit der Veränderungen andere Signale als früher. Die Schleimhaut in ihrem Innern baut sich immer seltener »ordnungsgemäß« auf; die Menstruationsblutungen werden seltener. Nicht unbedingt jedoch spärlicher: Ein Teil der Frauen blutet zwar nicht mehr so oft, aber wenn, dann heftiger als zuvor. Andere Frauen haben den Eindruck, daß immer weniger Menstruationsblut fließt.

Das Gelbkörperhormon Progesteron hatte während des normalen Fruchtbarkeitszyklus stets auch mit der Meldezentrale, dem Hypothalamus, korrespondiert und über ihn auf die Temperaturschaltstelle im Gehirn eingewirkt. Aus diesem Grund können Frauen, die eine Zyklus-Körpertemperaturkurve aufzeichnen, nach dem Eisprung immer eine kleine »Fieberkurve« beobachten: einen charakteristischen Anstieg der Körpertemperatur.

Während der Wechseljahre fühlt sich diese Temperaturschaltstelle vom Progesteron gefoppt: Mal kommt das Signal »Temperatur hochschrauben!«, mal bleibt es aus oder erfolgt nur sehr schwach. Sie weiß nun nicht mehr recht, was los ist, und dreht gelegentlich durch. Daher rühren die Hitzewallungen, die so viele Frauen im Wechsel erleben und die ihnen vor allem nachts den Schlaf rauben können.

Irgendwann zwischen ihrem 45. und 55. Lebensjahr, manchmal auch noch später, hat die Frau schließlich ihre allerletzte Menstruationsblutung. Manchmal kommt sie ein Jahr nach der vorletzten und macht der Frau angst: Deutet das etwa auf eine Krebserkrankung hin?

Da Unterleibskrebs in diesem Lebensalter tatsächlich häufiger ist als in jungen Jahren und unerwartete Blutungen immer Anlaß für eine gynäkologische Untersuchung sein sollten, ist die Frau in jedem Fall gut beraten, wenn sie zur Ärztin beziehungsweise zum Arzt geht, um diese Blutung abklären zu lassen.

Die letzte Menstruationsblutung wird »Menopause« genannt. Das ist ungefähr so absurd, wie von »Schwangerschaftsunterbrechung« zu reden: Nach einer Pause oder einer Unterbrechung müßte es doch eigentlich irgendwann wie zuvor weitergehen. Genau das tut es aber nicht. Eine Schwangerschaft ist damit zu Ende, und auch der Menstruationszyklus kommt danach definitionsgemäß nicht mehr in Gang.

Wann die Frau ihre letzte Blutung hatte, also in der »Postmenopause« angelangt ist, läßt sich immer erst im nachhinein feststellen. Bis sie dann ins »Senium« kommt, also zur Greisin wird, vergehen nun wiederum viele Jahre bis Jahrzehnte. Bis ins Alter hinein hört die Hirnanhangdrüse nicht auf, die Keimdrüsen der Frau immer wieder anregen zu wollen: Als könne sie gar nicht recht glauben, daß es mit der Fortpflanzungsfähigkeit mal ein Ende haben müßte, schüttet sie immer mehr keimdrüsenanregende (FSH) und Eisprung-fördernde (LH) Hormone aus. Nach den Wechseljahren, also in der Postmenopause, ist der FSH- und LH-Spiegel im Blut der Frau so hoch wie sonst nie während ihrer Fruchtbarkeitsphase. Welche Auswirkungen diese Hormone in der späteren Lebensphase haben, ist bislang noch sehr wenig erforscht.

Die medizinische Unterscheidung zwischen »Postmenopause« und »Senium« ist eine künstliche, denn natürlich ist auch die hundertjährige Greisin weiterhin in der Phase »nach der letzten Monatsblutung«. Die Begriffe werden von Medizinerinnen und Medizinern benutzt, um herauszustellen, daß bestimmte Krankheitsbilder und Gesundheitsstörungen im ersten Fall noch direkt oder mittelbar mit dem Nachlassen der Hormonproduktion zusammenhängen (können), im zweiten Fall jedoch wohl nichts mehr damit zu tun haben.

Das könnte sich jedoch durchaus noch als Irrtum herausstellen: Da noch so wenig über die Hormonproduktion der Frau nach dem Wechsel bekannt ist und bisherige Annahmen über das »Erlöschen« der Hormonfunktionen ständig revidiert werden müssen, ist es durchaus denkbar, daß auch das Greisinnenalter mit seinen spezifischen Erkrankungen einmal durch die hormonelle Brille betrachtet wird.

Dann wird möglicherweise auch diese Lebensphase der Frau von der Hormonindustrie vereinnahmt werden können. Für Frauen hätte das, ironisch betrachtet, doch immerhin einen Vorzug: Es wäre endlich Schluß mit dem Märchen, Frauen würden sich ab einem bestimmten Alter in »geschlechtslose Wesen« verwandeln, ohne Sexualität oder sexuelle Bedürfnisse und ohne »Weiblichkeit«.

Die Frauen selbst behaupten ja schon lange das Gegenteil. Und die Hormonforschung würde dann den wissenschaftlichen Beweis dafür liefern, daß sie mit dieser Selbsteinschätzung tatsächlich recht haben …

4. »…wie Seel' und Leib so schön zusammenpassen«

Das Wechselspiel von Psyche und Hormonen

In den ersten Kapiteln ging es vor allem um die biochemischen Wirkungen der Hormone und die körperlichen Vorgänge, die sie damit anstoßen. Doch wie sieht es mit ihrem Einfluß auf die Seele aus? Sind sie wirklich mit- oder gar alleinverantwortlich für zyklusbedingte Stimmungsschwankungen, Depressionen nach Entbindungen oder in den Wechseljahren, Lust auf Sex oder Unlust, Aggressionen oder euphorische Hochgefühle?

Um es gleich vorweg zu sagen: Viele dieser Fragen können nach dem heutigen Wissensstand noch gar nicht, nur sehr ungenau oder mit vielen Fragezeichen versehen beantwortet werden. Die psychosomatische Medizin, die sich mit den seelisch-körperlichen Wechselwirkungen beschäftigt (wobei eigentlich auch der Geist, Dritter im Bunde menschlicher Dreieinigkeit, genannt werden müßte), hat zwar jahrtausendealte Wurzeln. Doch sie geriet für lange Zeit ins Hintertreffen, als erstmals bakterielle Krankheitserreger unter dem Mikroskop entdeckt wurden. Ärzte und Forscher glaubten fortan, für jegliche Gesundheitsstörung müsse stets auch ein organisch faßbarer, »objektiver« Auslöser gefunden werden können, wenn man nur lange und genau genug danach suche.

Dieses mechanistische Denken, das seit der Mitte des letzten Jahrhunderts in der Medizin um sich griff, hat sich inzwischen – wie so viele angeblich objektive medizinische Behauptungen – als sehr unzulänglich herausgestellt. Viele Krankheiten wurden als psychosomatisch (= seelisch bedingt) erkannt – von Magengeschwüren und Gallenleiden bis zu

Bronchialasthma und Herzinfarkt. Und langsam setzt sich auch die Erkenntnis durch, daß der vielzitierte Volksmund eben doch gar nicht so Unrecht hat, wenn er behauptet, jemand hätte sich »grün und gelb geärgert« (nämlich vor unterdrücktem Zorn ein Leberleiden bekommen), ihm würde »die Luft zum Atmen genommen« (was ihm Anfälle von Atemnot beschert) oder etwas ginge jemand »an die Nieren« (die daraufhin schmerzen und sich entzünden).

Ganz so schnurgerade, wie es der Volksmund ausdrückt, verlaufen die psychosomatischen Erkrankungsprozesse allerdings nicht. Und obwohl bereits viele seelisch-körperliche Zusammenhänge aufgedeckt und statistisch gesichert werden konnten, bleibt auf dem Gebiet der psychosomatischen Medizin noch sehr viel zu erforschen. Im Vergleich zu den rein organisch faßbaren Krankheitsauslösern ist der Wissensrückstand groß und kann so rasch nicht aufgeholt werden. Vor allem auch deshalb nicht, weil die Forschenden großenteils noch immer von der fixen Idee besessen sind, das organisch Faßbare sei eben doch viel bedeutsamer als das Geistig-Seelische und müsse deshalb nach wie vor den Vorrang haben. Und es werden dafür auch weitaus größere Geldmittel zur Verfügung gestellt als für die Erforschung psychosomatischer Zusammenhänge.

Vor hundert Jahren stöberte man begeistert krankheitserregende Keime auf. Heute hat sich die Euphorie noch weiter in den Mikrobereich hineinverlagert, werden immer winzigere Strukturen aufgespürt und analysiert. Absolute Forschungshits sind in den letzten Jahrzehnten die Erbanlagen (Gene) und eben die Hormone.

Und wieder hat man etwas »organisch Faßbares« in der Hand, was dann prompt dafür herhalten muß, Krankheitsursachen zu »erklären«: Kaum eine Befindlichkeitsstörung, die nicht auch mit hormonellem Wirken zu tun haben soll. Und zwar ganz besonders, was Frauen anbelangt. Seit immer mehr Hormone und ihr Wirken im weiblichen Körper dingfest zu machen sind, gilt die Frau geradezu als hormongesteuertes Wesen.

Der Mann kommt glimpflicher davon: Von seiner Potenz und Fruchtbarkeit mal abgesehen, scheinen »die Hormone« ihn wesentlich weniger zu behelligen. Nur sehr zaghaft sind zum Beispiel die Versuche, im männlichen Organismus auch so etwas wie »Wechseljahre« festzustellen. Auf routinemäßige Hormonpegel-Untersuchungen, etwa bei Gewaltausbrüchen von Männern, werden wir wohl ebenfalls noch lange warten können. (Es ist ja auch sehr fraglich, ob dabei etwas herauskäme.) Und Männer würden sich wahrscheinlich auch ziemlich dagegen verwahren, wenn die Wissenschaft plötzlich behaupten würde, für die meisten männlichen Launen, Macken und Beschwerden seien bestimmt irgendwelche Hormonstörungen verantwortlich.

Frauen gegenüber ist man(n) da weniger zimperlich. Kaum ein Frauenleiden, bei dem heute nicht als erstes einmal der Hormonstatus der Patientin erhoben würde (also ihre Hormonmengen im Blut bzw. Urin bestimmt). Und auch für die Gemütsverfassung von Frauen müssen immer häufiger die Hormone als Ursache herhalten. Weint eine Frau häufig, scheinbar ohne Grund? Ist sie immer mal wieder reizbar und unleidlich? Hat sie zu wenig oder unangemessen viel Lust auf sexuelle Betätigung? Ist sie aggressiver, als es einer »richtigen Frau« zukommt? Zu schnell wird all das ihren Hormonen zugeschrieben.

Solche Zuschreibungen sind beileibe nichts Neues. Beinahe zweitausend Jahre lang galt Hysterie als krankhafter Gemütszustand, der angeblich ausschließlich Frauen befiel. In früheren Zeiten machte man dafür die »im weiblichen Leib umherwandernde« Gebärmutter (griechisch: *hystera*) verantwortlich.

Heute schiebt man die Schuld für Stimmungsschwankungen und Seelenzustände, die anderen – vor allem Männern – unverständlich erscheinen, auf die weiblichen Hormone, die sich so praktisch dafür anbieten.

Streß blockiert die Hormone

Vertreterinnen und Vertreter der psychosomatischen Medizin haben sich zur Aufgabe gesetzt, zu durchleuchten, auf welche Weise sich die Psyche dem Körper verständlich macht und seine Funktionen mitbeeinflußt. Im zweiten Kapitel war bereits davon die Rede, welche Rolle die hormonelle Meldezentrale, der Hypothalamus, dabei spielt (siehe ab S. 22). Speziell in der Frauenheilkunde bemüht sich seit rund zwanzig Jahren die *Deutsche Sektion der Gesellschaft für psychosomatische Geburtshilfe und Gynäkologie* darum, weitere leib-seelische und psychosoziale Krankheitszusammenhänge aufzudecken und daraus neue Einsichten für die Therapieangebote zu gewinnen. Und 1993 gründeten Ärztinnen, Psychotherapeutinnen, Psychoanalytikerinnen und andere im Gesundheitswesen tätige Frauen den *Arbeitskreis Frauengesundheit in Medizin, Psychotherapie und Gesellschaft e.V.*, um gemeinsam dafür zu sorgen, daß auch in der Medizin die Chancengleichheit für Frauen durchgesetzt wird und ihre speziell weiblichen Lebenszusammenhänge besser erforscht und medizinisch berücksichtigt werden.

Der Einfluß der Psyche auf körperliche Vorgänge im weiblichen Organismus ließ sich bereits vielfältig belegen.[1] Manchmal blockiert die Seele sogar das gesamte Zusammenspiel der

Geschlechtshormone: Unter großem Streß hören Frauen oft auf zu menstruieren. Das geht zum Beispiel vielen Frauen in Kriegs- und Hungerzeiten so. Nicht nur körperliche Strapazen, sondern auch seelische Leiden und Entbehrungen können die Fortpflanzungsfähigkeit außer Kraft setzen – als habe der weibliche Organismus dann Wichtigeres zu tun, nämlich erst einmal das eigene Überleben zu sichern. Oder als weigere er sich, unter solchen höchst ungeordneten Umständen ordnungsgemäß zu funktionieren.

Auch bei magersüchtigen Mädchen ist die psychische Abwehr gegen die als peinlich und unkontrollierbar empfundene Menstruation oft stärker als der »Automatismus« ihrer hormonellen Regelkreise. Ihre schwere psychische Erkrankung bringt sie dazu, sich immer dünner zu hungern, bis das Körpergewicht unter ein bestimmtes Maß absinkt und die Monatsblutungen aufhören. Sie kommen aber auch dann oft lange nicht mehr richtig in Gang, wenn es gelingt, die Magersüchtige zum Zunehmen zu bewegen. Dann damit allein sind ihre seelischen Probleme ja noch längst nicht behoben (siehe hierzu auch ab S. 87).

Da also die Psyche auf die Hormone wirkt, liegt es nahe zu vermuten, daß umgekehrt auch die Hormone auf die Seele wirken. Die Körperzellen haben Empfangsstellen – Rezeptoren – für »ihre« chemischen Botenstoffe. Hat vielleicht auch die Psyche solche Empfangsstellen für »ihre« Hormone?

Greifen wir eine Hormongruppe heraus, die für Frauen von besonderem Interesse ist, weil sie als ihre wichtigsten Geschlechtshormone gelten (obwohl auch der Mann sie hat): die Östrogene.

Die Rolle der Östrogene

In den Hormondiskussionen von heute werden Östrogene nachgerade als Psychohormone gehandelt. Ihnen sei zuzuschreiben, heißt es, daß sich Frauen in der ersten Zyklushälfte oft so viel wohler fühlen als in der zweiten (wenn der Östrogenspiegel wieder absinkt). Ihr Verdienst sei es, wenn die Frau sich als selbstbewußt und tatendurstig, konzentrationsfähiger, schöner und stärker empfindet, wenn sie mehr Lust hat auf Sex, liebevoller, anschmiegsamer und umgänglicher ist. Nicht nur für weibliche Körperformen, sondern auch für »typisch weibliche« Verhaltensweisen seien die Östrogene entscheidend, wird in zahlreichen Veröffentlichungen immer wieder erklärt.

Wenn den Östrogenen schon, wenn sie *vorhanden* sind, ein vehementer Effekt aufs Gemüt zugeschrieben wird, werden die Auswirkungen von Östrogen*mangel* als noch gravierender angesehen: Ob in der zweiten Zyklushälfte (geringere Östrogenproduktion), ob in den Wechseljahren (sinkende Östrogenproduktion), ob nach Eierstock-Operation oder Entbindung (drastischer Östrogen-Absturz) – das Fehlen von Östrogenen wird verantwortlich gemacht für Unlustgefühle, Müdigkeit, Mattigkeit, Tränenausbrüche, Depressionen, schwankende Gemütsverfassung, Konzentrationsmangel, Leistungsabfall, Angstattacken, Panikzustände.[2]

Hat also die Psyche tatsächlich Hormon-Rezeptoren? Geht die Gemütsverfassung rauf und runter, steigt oder sinkt die geistige Leistungsfähigkeit der Frau, je nachdem, wie hoch oder niedrig ihr Östrogenspiegel gerade ist?

Ach, wenn es doch so einfach wäre. Dann hätte die Ärzteschaft es so viel leichter: Es würde genügen, den Östrogenspiegel zu messen, und sie könnte daran ablesen, wie es gerade um die Gemütsverfassung der Patientin bestellt ist und warum.

Die Wirklichkeit sieht jedoch ganz anders aus. *In keinem einzigen Fall* ist es bislang gelungen, die psychische und geistige Verfassung einer Frau zweifelsfrei und ausschließlich mit der Höhe ihres Östrogenspiegels – oder denen irgendeines anderen Geschlechtshormons – zu erklären. Ganz im Gegenteil: Bei ganz genau gleichem Hormonpegel kann es der einen Frau prima gehen und der anderen ausgesprochen schlecht.

Viele Frauen mit angeblich hormonell bedingten Beschwerden haben völlig der Norm entsprechende Hormonspiegel. (Was allerdings viele Ärzte und Ärztinnen nicht unbedingt daran hindert, ihnen dennoch Hormonpräparate »zur Regulierung« zu verschreiben.) Und so manche seelisch und körperlich ganz gesunde Frau würde sich umschauen, wenn sie einfach mal so ihre Hormonspiegel überprüfen lassen würde: Womöglich würde sie anschließend für krank erklärt, denn ihre Hormonwerte tanzen vielleicht aus der Reihe der »allgemeinverbindlichen Normen«.

Normwerte reichen jedoch nicht aus, um die Individualität einer Frau zu erfassen, die sich auch in eigenwilligen Hormonwerten ausdrücken kann. Und um die Angelegenheit noch vertrackter zu machen: Auch aus sehr niedrigen Werten, *Hormonmangel* genannt, läßt sich noch lange nicht ableiten, daß die Frau etwa krank wäre oder kurz davor, krank zu werden. Schon gar nicht psychisch.

So erleben zum Beispiel *alle* Frauen nach einer Entbindung einen (völlig natürlichen) dramatischen Abfall ihres Östrogenspiegels. Aber nur rund zwölf Prozent der jungen Mütter werden in den ersten drei Monaten nach der Entbindung krankhaft depressiv. Trotzdem wird in der medizinischen Literatur vor allem der Östrogenmangel dafür verantwortlich gemacht (siehe hierzu auch Kapitel 7). Bei *allen* Frauen nimmt in der Zeit des Wechsels, im Klimakterium, die Östrogenproduktion allmählich ab, bis sie nach der allerletzten Blutung irgendwann einen

Tiefstand erreicht – niedriger als vor der Pubertät. Doch längst nicht alle Frauen, sondern nur rund 25 Prozent haben klimakterische Beschwerden, die doch allgemein dem »Östrogenmangel« zugeschrieben werden. (Ein weiterer Teil hat sie zwar, findet sich aber nicht behandlungsbedürftig; siehe auch Kapitel 9).

Umgekehrt fühlen sich längst nicht alle Frauen ausgerechnet in der ersten Hälfte ihres Monatszyklus besonders fit. Manche sind gerade zu Zyklusbeginn, während ihrer Menstruation, besonders schlecht drauf und auch um den Eisprung herum nicht so konzentriert und leistungsbereit wie sonst. [3]

Und auch ganz krasser Östrogenmangel, nämlich nach einer Entfernung der Eierstöcke, muß nicht bedeuten, daß die Frau sich besonders scheußlich fühlt – und zwar sogar dann, wenn sie keine Hormon-Ersatz-Tabletten schluckt. Manche fühlen sich nach dem Eingriff sogar so wohl wie nie zuvor, denn endlich haben sie keine quälenden Schmerzen und Beschwerden mehr. Und auch ihre Psyche kann sich nun erholen – Östrogenmangel hin oder her.

Woher stammen dann also die Behauptungen, die Östrogene seien so ungemein wichtig für das weibliche Wohlbefinden?

Zum einen ganz einfach aus Tierversuchen. Wenn das Rattenweibchen sich unter Östrogeneinfluß oder -mangel so verhält, kann es wohl bei der Menschenfrau nicht viel anders laufen, glauben immer noch viele Forscherinnen und Forscher. Auch wenn vorsichtigere Kolleginnen und Kollegen immer wieder darauf hinweisen, daß Tierversuche nur sehr bedingt auf Frau oder Mann übertragbar seien. »Tierversuche«, schreibt z.B. der angesehene Grazer Hormonforscher Prof. Dr. H. Kopera, »stützen die Vermutung, daß Östrogene auch auf das psychische Leben einwirken.« Und schränkt im selben Atemzug ein: »Hinweise für derartige Wirkungen beim Menschen sind aber oft ungenügend belegt oder fehlen noch vollends.«[4] Mit anderen Worten: Nichts Genaues weiß man nicht.

Zu ähnlichen Schlüssen kam auch der Neurologe Prof. Dr. M. Bleuler, der 1975 die damals vorliegenden Studien über den Einfluß von Hormonen auf die depressiven Stimmungen von Frauen im Klimakterium unter die Lupe nahm. Er fand, es sei doch alles noch ziemlich fraglich: Ist der Ausfall des Progesterons dafür verantwortlich? Die Verminderung der Östrogene? Die Vermehrung der keimdrüsenanregenden Hormone, der Gonadotropine? Oder etwa die der »männlichen« Hormone, der Androgene? Vielleicht auch Veränderungen der Schilddrüsenfunktion? »All dies wurde diskutiert«, schreibt Bleuler, »aber ungenügend belegt und ungenügend widerlegt.«[5]

Das war vor zwanzig Jahren. Neun Jahre später, 1984, kam der Psychosomatiker Prof. Dr. S. Mentzos zu dem Schluß: An der Tatsache, daß wir immer noch nichts Genaues und insgesamt viel zu wenig wissen, hat sich seitdem nur wenig geändert. Noch immer steckt mehr Behauptung als wissenschaftlich überprüfte Wahrheit dahinter, wenn Östrogene zum »seelischen Jungbrunnen für Frauen« hochstilisiert werden. Und nicht einmal schwere Depressionen lassen sich mit ihnen erklären.[6] Zusammen mit ihrem Kollegen Christian Reimer sichtete Dr. Kirsten von Sydow, Diplompsychologin an einer Klinik für Psychosomatik und Psychotherapie, mehr als eintausend deutsche und internationale Studien über medizinische und psychologische Aspekte der Wechseljahre. 1995 zog sie ein Fazit, das der Hormonindustrie bitter aufstoßen dürfte – und vielleicht doch den einen oder anderen Arzt, der mit einer Hormon-Ersatz-Therapie in dieser weiblichen Lebensphase recht rasch zur Hand ist, nachdenklich stimmt: »Wir konnten bei unserer Literaturanalyse keinen überzeugenden Beweis dafür finden, daß Medikamente mit weiblichen Hormonen die Stimmung (bei Frauen, Anm. d. Verf.) verbessern. Es gibt zwar einige Studien, bei denen genau das herauskommt. In den meisten Fällen sind diese Untersuchungen jedoch methodisch fragwürdig: Die Zahl der Teilnehmerinnen ist häufig sehr klein, und die Auswirkungen wurden nur ein paar Wochen lang untersucht.«[7]

Wissenschaftlich inakzeptabel sind, dieser Literatursichtung zufolge, offenbar auch viele andere Studien zur Hormonbehandlung in den Wechseljahren: »Ich war oft erschrocken«, erklärte Dr. von Sydow in einem Interview mit der ›Süddeutschen Zeitung‹, »über die wissenschaftliche Qualität der von uns berücksichtigten Studien – auch von solchen, die in angesehenen medizinischen Fachzeitschriften erschienen sind. Da wird zum Beispiel oft auf den überaus wichtigen Vergleich mit Frauen verzichtet, die keine Hormone, dafür aber ein Scheinmedikament erhalten.«

Und es steht durchaus zu befürchten, daß diese Kritik an gängiger Wissenschaftsmethodik sich keineswegs nur auf Hormontherapie in den Wechseljahren beschränken muß. Die Hauptsache ist offenbar, die Ergebnisse der Studien erwecken zumindest einen wissenschaftlichen Anschein. Der kommt dann wiederum der Industrie zugute, die solche Untersuchungen bei (dafür gut bezahlten) Ärztinnen und Ärzten in Auftrag gibt und mit Hormonpräparaten viel Geld verdient. (Mehr dazu ab S. 189.)

Künstlich hergestellte Östrogene wirken also keineswegs so zweifelsfrei und direkt auf die Psyche der damit behandelten Frau ein, wie das gern behauptet wird.

Das gleiche gilt im Prinzip auch für alle anderen Geschlechtshormone, denen heute wesentliche Einflüsse auf die weibliche Psyche nachgesagt werden (siehe oben). Wenn Wissenschaftlerinnen und Wissenschaftler die weltweit vorliegenden Studien hierzu *vorurteilsfrei* mustern und nicht bloß eine selbstaufgestellte oder von der Industrie geförderte These zu erhärten versuchen, müssen sie eingestehen: Vermutet werden kann vieles. Zweifelsfrei belegt werden kann nur weniges. Und sehr, sehr vieles ist überhaupt noch nicht der Forschung für wert gehalten worden. Oder es fand sich niemand, der dafür Geld ausgegeben hätte.

Reifungskrisen meistern

Ist also alles Unsinn, was derzeit über den Einfluß von Hormonen auf das Seelenleben von Frauen im Umlauf ist? Gehört ins Reich der Fabel, was uns die Hormonindustrie, Ärzte und Ärztinnen über das segensreiche Wirken von Hormonpräparaten aufs weibliche Gemüt erzählen?

Ganz so einfach ist das alles auch wieder nicht. Hormonstörungen, -mangelsituationen und -ungleichgewicht haben durchaus Rückwirkungen auch auf die Psyche. Und die Psyche kann ihrerseits auch zu Hormonstörungen und Balanceschwankungen im hormonellen Gleichgewicht führen oder beitragen. Aber: Hormone sind nie die *einzige* oder auch nur wichtigste Ursache dafür, wenn eine Frau sich nicht wohlfühlt.

Werden die Situationen, in denen auffällige hormonelle Veränderungen eine Rolle spielen, unter *psychosomatischem* (= ganzheitlichem) Blickwinkel betrachtet, fällt eine Tatsache ins Auge, die sie alle gemeinsam haben, ob in der Pubertät, in der Schwangerschaft, nach der Entbindung, nach einem Schwangerschaftsabbruch, einer Operation an den weiblichen Fortpflanzungsorganen oder in den Wechseljahren: *Mit jeder größeren hormonellen Veränderung ist auch ein Einschnitt im Leben des Mädchens, der Frau verbunden.*

- In der Pubertät reift das Mädchen zur Frau heran und muß von der Kinder- in die Erwachsenenrolle wechseln.

- In der Schwangerschaft wächst neues Leben in der Frau; sie übernimmt die Rolle der »werdenden Mutter«, die für das Ungeborene in hohem Maß verantwortlich ist. Seine bloße Existenz prägt ihr Leben auf ganz neue Weise.
- Bei der Entbindung trennt sich die Frau von dem Kind, das in ihr wuchs, und soll nun die Rolle der Mutter übernehmen. Was das in unserer Gesellschaft alles bedeutet, braucht hier nicht lang und breit ausgeführt zu werden: Die Frau muß ihr gesamtes Leben neu organisieren.
- Einem Schwangerschaftsabbruch geht stets ein Entscheidungsprozeß voraus, der sehr schmerzlich sein kann – ganz gleich, ob der Abbruch dann aus medizinischen, aus eugenischen (die Erbgesundheit betreffenden), kriminologischen, aus sozialen oder psychischen Gründen vorgenommen wird. Nach dem Abbruch muß die Frau mit dieser Entscheidung fertigwerden und sie in ihr weiteres Leben integrieren.
- Eine Operation, bei der die Frau Teile ihrer Fortpflanzungsorgane verliert, bringt sie auch um Bereiche ihrer selbst, die ganz stark mit ihrer weiblichen Identität verbunden sind. Ein Verlust ist zu betrauern, auch wenn die kranken Organe ihr viele Beschwerden bereitet haben, und die Frau muß zu einem neuen Körpergefühl und Selbst-Bild gelangen.
- In den Wechseljahren erlischt die Fortpflanzungsfähigkeit der Frau endgültig. Sie wechselt in eine neue Lebensphase hinüber, in der sich viele ihrer bisherigen Aufgaben verändern. Ihre Frauenrolle wird jetzt neu definiert – von der Gesellschaft und von ihr selbst. Auch wenn sie das Aufhören ihrer langjährigen Monatsrhythmen und der Menstruation vielleicht nicht als »Verlust« empfindet, muß sie sich doch umgewöhnen, von einer Lebensphase Abschied nehmen und sich aufs beginnende Alter vorbereiten.

Diese einschneidenden Phasen und Ereignisse im Frauen-
leben werden von Psychosomatik-Fachleuten als *Reifungskrisen* bezeichnet: kritische Situationen, die von der jeweiligen Frau (bzw. dem Mädchen) körperliche, geistige,
seelische und soziale Anstrengungen und Integrationsleistungen verlangen. Je nachdem, ob ihr soziales Umfeld sie
darin unterstützt oder es ihr eher noch schwerer macht, und
je nachdem, ob sie insgesamt über ein stabiles Selbstbe-
wußtsein und innere Flexibilität verfügt oder aber weniger
selbstbewußt, seelisch labiler ist und Angst vor Veränderungen hat, kann sich das Durchstehen der Reifungskrisen
leichter oder schwieriger gestalten.

Zum Teil werden diese – und noch manche andere, hier nicht
eigens genannte – Reifungskrisen von natürlichen hormonellen Veränderungen herbeigeführt (etwa Pubertät und Wechseljahre). Zum Teil sind sie zwar nicht die Ursache des lebensver-
ändernden Einschnitts, aber doch unabdingbar damit verknüpft
(beispielsweise bei Schwangerschaft, Entbindung, Abbruch,
Fehlgeburt, Organentfernung).

Die neue hormonelle Lage kann sich positiv auswirken –
manchen Frauen geht es zum Beispiel während der Schwangerschaft besonders gut –, sie kann aber auch negative Auswirkungen haben. Und sie kann alles, was an der jeweiligen Krise ohnehin schon schwer genug ist, noch zusätzlich belasten.

Insofern spielen die Hormone tatsächlich eine Rolle für die
weibliche Psyche: Meistens sind sie irgendwie *mitbeteiligt*,
wenn die Seele aus dem Gleichgewicht gerät. Was Ursache und
was Folge ist, läßt sich allerdings oft gar nicht entscheiden.
Denn auch die Psyche bestimmt ja wiederum mit, ob die Hormone harmonieren.

Aus den vielen widersprüchlichen Ergebnissen, mit denen
die Hormonforschung bislang in puncto Hormone und Psyche

aufwarten konnte, läßt sich bislang nur das folgende mit Sicherheit herauslesen:

- Hormone haben bei vielen psychischen Krisen ihre Hand im Spiel. Aber sie können niemals allein dafür verantwortlich gemacht werden.
- Wie schwer oder wie geringfügig die seelischen Veränderungen sind, hängt keineswegs nur vom Schweregrad der hormonellen Veränderungen ab. Wie die Frauen darauf reagieren, ist individuell sehr verschieden.
- Einzelnen Geschlechtshormonen eine ganz bestimmte, genau definierbare Wirkung auf die Psyche zuzuschreiben, ist nicht möglich. Das gilt auch für den *Mangel* an einzelnen Hormonen. Stets sind dabei auch andere Hormone bzw. hormonelle Regelkreise mitbetroffen, und stets spielen dabei auch Konstitution und Umwelt eine große Rolle.
- Mit Hormonen (= künstlich hergestellten oder aus biologischen Hormonen gewonnenen Hormonpräparaten) können Krisen gelegentlich gemildert werden. Sie sind aber niemals die einzige oder gar die einzig mögliche Hilfe für die betreffende Frau.

Oft braucht eine Frau auch alles andere als ausgerechnet Hormontabletten oder -spritzen. Sie würden sie nämlich nur von den eigentlichen Ursachen ihres Mißbefindens ablenken. Und davon, genau die Hilfestellungen zu fordern, die sie wirklich braucht und die ihr auch zustehen. Das betrifft ganz besonders die Stärkung ihres weiblichen Selbstbewußtseins und damit ihrer gesamten Psyche. Das Selbstwertgefühl von Mädchen und Frauen ist in unserer Gesellschaft vielen harten Prüfungen ausgesetzt. Einige davon, die sich vor allem auf die Entwicklung eines gesunden Körpergefühls und der Liebe zu sich selbst beziehen, habe ich in meinem Buch ›Selbstwert statt Marktwert‹[8] ausführlicher dargestellt. Ob wir sie durchstehen und daran

wachsen oder ob sie uns schwächen und uns am Ende krankmachen, hängt von vielen Faktoren ab: von frühkindlichen Er-
lebnissen und Prägungen, von der seelischen Konstitution, mit
der wir geboren werden, von dem sozialen Umfeld, das uns
stützt oder behindert. Alles zusammen wirkt dabei mit, ob eine Frau eine wichtige Entwicklungsphase in ihrem Leben relativ störungsfrei bewältigt oder schier daran zerbricht.

Dabei nur auf »die Hormone« zu starren, würde bedeuten,
die immensen *Integrationsleistungen* zu mißachten, die das
weibliche Geschlecht während solcher Reifungskrisen und
schwierigen Lebenssituationen erbringt. An Krisen zu wachsen und Vorher/Nachher unter einen Hut zu bringen, ist wahr-
lich eine reife Leistung – auch wenn sie gelegentlich mit seelisch-körperlichen Beschwerden erkauft werden muß.

(Wer sich für diese Zusammenhänge besonders interessiert,
kann sich darüber in Dr. med. Ingrid Olbrichts Buch ›Was
Frauen krank macht‹[9] sowie in dem von mir verfaßten Buch
›Mit Leib und Seele gesund werden – Psychosomatische Hil-
fen für Frauen‹[10] ausführlich informieren.)

Das Weiblichkeitsbild

Mit den Auswirkungen gesellschaftlicher Normvorstellungen
und Erziehungsmuster auf die Identitätsfindung von Mädchen
und Frauen haben sich in den letzten fünfzehn bis zwanzig Jahren zahlreiche Autorinnen beschäftigt. Dabei ist unter anderem
klar geworden: Was Verhaltensweise und Selbstwertgefühl anbelangt, werden Mädchen »nicht als Mädchen geboren, sondern
dazu gemacht«.[11] Und es wird ihnen ein ganz bestimmtes, sehr

oft weder zu ihrer Persönlichkeit noch zu ihrem freien Willen passendes Bild von Weiblichkeit oktroyiert, nach dem sie sich richten sollen, wollen sie nicht Gefahr laufen, als unweiblich abqualifiziert zu werden. Heranwachsende und erwachsene Frauen erleben immer wieder, daß ihnen ihre Weiblichkeit aberkannt wird (die doch »eigentlich« vom angeborenen Geschlecht abhängt und als unverlierbar gelten müßte), nur weil sie zum Beispiel ein herberes Gesicht, kleinere Brüste, einen eckigeren Körper oder breitere Schultern haben, als augenblicklich gerade Mode ist.[12] Herabsetzende Bemerkungen hinsichtlich ihres Frauseins muß eine Frau auch gewärtigen, wenn sie lesbisch ist, wenn sie unfruchtbar ist, wenn sie ihre Eierstöcke, ihre Gebärmutter oder ihre Brüste durch eine Operation verliert usw. Und sie muß sich oft genug anhören, ihre Vorliebe für Abenteuersportarten, für Mathematik und Physik, für bislang noch männlich dominierte Berufszweige sei doch recht unweiblich. Ebenso ergeht es ihr bei bestimmten Verhaltensweisen im Alltag, die bislang stets mit »männlichem« Denken und Handeln gleichgesetzt wurden: Den Ruf, trotz Karriere noch »richtige Frauen« zu sein, müssen sich viele immer wieder hart erkämpfen.

Der seelische Druck, unter dem Mädchen und Frauen im Hinblick auf ihre Weiblichkeit stehen, ist enorm hoch, und er wird dadurch nicht geringer, daß viele ihn schon als völlig selbstverständlich verinnerlicht haben und daher kaum noch als solchen wahrnehmen. Seit die Hormone in der Medizin einen so bedeutsamen Platz errungen haben, ist er eher noch größer geworden. Denn nun können Mädchen und Frauen nicht mehr »nur« in ihrem Weiblichkeitsbild verunsichert werden. Jetzt geht es bereits *an die Wurzeln ihrer Geschlechtsidentität.*

Heute nämlich lautet die Frage: Stimmt etwa irgend etwas mit ihren Hormonen nicht? Hat das Mädchen, die Frau vielleicht zu wenig weibliche oder zu viele männliche Hormone, wenn sie nicht funktioniert wie eine »richtige Frau«?

Es ist schon schwer genug, den eigenen Körper zu lieben, wenn er anders aussieht, als das gerade gängige Weiblichkeitsbild verlangt. Es ist schon schwer genug, mit Erkrankungen, Operationen, Unfruchtbarkeit fertig zu werden oder miterleben zu müssen, wie bestimmte Lebensentscheidungen (lesbisch leben, ohne Kinder leben) als pervers oder neurotisch angeprangert werden. Es ist schon schwer genug, mit dem Jugendlichkeitswahn und dem Schlankheitswahn umzugehen und sich mit dem Älterwerden anzufreunden.

Gerade niederschmetternd kann es jedoch sein, glauben zu müssen: Mein Körper ist ja gar nicht richtig weiblich. Er produziert die falschen Hormone, oder er produziert nicht genügend richtige. Ich habe eine Hormonstörung oder einen Hormonmangel, und deshalb bin ich keine richtige Frau.

Ein solches Gefühl kann krankmachen, kann die tieferliegende Ursache von Menstruationsstörungen, Organerkrankungen (etwa der Brüste[13]), Störungen des vegetativen Nervensystems, sexueller Lustlosigkeit, Unfruchtbarkeit[14] sein oder diese Symptome verstärken. Damit nicht genug, gibt es noch viele andere, spezifisch gegen das weibliche Geschlecht gerichtete Faktoren, die zu Frauenleiden führen können. Die Palette reicht von Inzest- und anderen Vergewaltigungserlebnissen bis zur Ablehnung seitens der Eltern (»nur ein Mädchen«), schweren Erziehungsfehlern (»die Menstruation ist etwas Schmutziges«), Hineinwachsensollen in unannehmbare Frauenrollen (»Wie meine Mutter möchte ich nicht sein«[15]) und so weiter. Hinzu kommen tiefverwurzelte Ängste vor Schwangerschaft und/oder Entbindung, zwiespältige Gefühle hinsichtlich der Empfängnisverhütung, permanente Überlastung in der Dreifachrolle als Ehefrau, Mutter und Berufstätige – um nur einige zu nennen.

All diese seelischen und psychosozialen Faktoren können das hormonelle Gleichgewicht einer Frau gefährden, Hormonstörungen begünstigen oder die Auswirkungen natürlicher Hormonveränderungen weitaus krasser gestalten, als sie eigentlich sein müßten.

Zum Leidwesen vieler Medizinerinnen und Mediziner, die so gern etwas Meß- und Faßbares in der Hand hätten, sind solche Krankheitsauslöser jedoch oft gar nicht so leicht aufzuspüren und noch schwerer in ihrer individuellen Bedeutung abzuwägen. Die wenigsten Gynäkologinnen und Gynäkologen sind in den verschiedenen psychoanalytischen und tiefenpsychologischen Diagnose- und Therapieverfahren ausgebildet worden, die dafür grundsätzlich zur Verfügung stehen.

Zumindest der *Schweregrad* der Seelenbelastung ließe sich aber mit dem entsprechenden psychometrischen (= »die Psyche messenden«) Instrumentarium durchaus abschätzen. Zum Beispiel mit dem Persönlichkeits-Inventarium nach Eysenck, der Depressions-Skala nach Hamilton, der Angst-Manifestationsskala nach Taylor, der Skala Allgemeiner Symptome nach Sabbatsberg, dem Multiphasischen Persönlichkeits-Inventarium der Universität Minnesota, dem Konzentrationsverlaufstest sowie zahlreichen weiteren Testverfahren, die alle recht hochtrabende Namen führen, aber nichtsdestotrotz von wissenschaftlich akzeptabler Nützlichkeit sind.[16]

Frauen können sich jedoch auch ohne besondere Vorkenntnisse selbst beobachten, zu ergründen versuchen und Schlüsse daraus ziehen. (Das Kapitel 10 zeigt dazu einige Möglichkeiten auf.) Sie haben ihre eigenen Wahrnehmungen von sich selbst – und können auch lernen, diesen (wieder) zu vertrauen. Sie können versuchen, Ursachen für ihr Unwohlbefinden selbst aufzuspüren. Und sie haben es in der Hand, bei wem sie um fachliche Hilfe dabei nachsuchen wollen: bei Ärztinnen und Ärzten, die für alles erst einmal »die Hormone« verantwortlich machen, oder bei solchen, die Hormone, Psyche und soziale Situation der Frau gleichrangig abwägen.

5. Himmelhochjauchzend –
zu Tode betrübt

Hormone und Psyche in der Pubertät

Gefühlsschwankungen zwischen himmelhochjauchzend und zu Tode betrübt charakterisieren viele Reifungskrisen, ganz besonders aber die Pubertät. Wann sie beim weiblichen Geschlecht, von dem hier die Rede sein soll, jeweils beginnt und wann sie endet, kann nicht auf den Tag, ja nicht einmal auf ein halbes Jahr genau bestimmt werden: Jedes Mädchen hat einen ganz eigenen Rhythmus darin. Die Geschlechtshormone kommen ja längst schon zum Zuge, bevor die erste Menstruation stattfindet und das Mädchen damit offiziell »zur Frau wird« – jedenfalls zur heranwachsenden Frau. Und wann die Pubertät als beendet angesehen werden kann, ist individuell noch viel unterschiedlicher. Es kommt sehr darauf an, wer gefragt wird: Die Heranwachsenden selbst? Ihre Eltern? Ihre Lehrerinnen und Ausbilder? Die Freundinnen oder Freunde?

Die Medizinerinnen und Mediziner setzen das Ende der Pubertät manchmal mit dem Ende des Längenwachstums gleich. Das würden sich allerdings viele Heranwachsende sehr verbitten, denn einen Wachstumsschub können sie auch mit achtzehn oder neunzehn noch haben – und da sind sie doch längst aus diesem »kindischen Alter« heraus.

Andere legen das Ende der Pubertät auf den Zeitraum (nicht: -punkt) fest, in dem der Monatszyklus sich schon richtig eingependelt hat, in jedem Zyklus ein Eisprung stattfindet und die Blutung einigermaßen regelmäßig kommt. Danach hätte ich mit vierzehn schon »reif« sein müssen, denn zu der Zeit menstruierte ich bereits drei Jahre, davon etwa ein Jahr sehr regelmäßig.

Wieder andere gehen weder von Längenwachstum noch von der körperlichen Geschlechtsreife, sondern von der geistig-seelischen Reifestufe aus, um das Ende der Pubertät zu bestimmen. Diese ist jedoch so stark von Umwelteinflüssen abhängig und wird auch in jeder Familie anders definiert, daß sich daraus keine allgemeinverbindlichen Aussagen ableiten lassen. Sozialpsychologinnen und -psychologen meiden heute sogar den Begriff »Pubertät«, der allzu eng mit dem sexuellen Reifungsprozeß allein verknüpft wird, und sprechen lieber von *Adoleszenz*, der Zeit des körperlichen, geistigen, seelischen und sozialen Heranreifens.

Wie auch immer Anfang und Ende dieser Phase festgelegt werden mögen: Jedes Mädchen muß sie etwa zwischen dem neunten und sechzehnten Lebensjahr durchlaufen. Ich greife diesen Endpunkt als juristische Variante heraus: Dann darf sie nämlich nach bundesdeutschem Gesetz und mit Erlaubnis ihrer gesetzlichen Vormünder den Schritt in die Ehe tun.

Sieben, manchmal auch nur vier oder fünf Jahre sind nicht viel für eine Zeit, in der sich ungeheuer viel tut: im Körper, in Geist und Seele und im sozialen Umfeld der Heranwachsenden. Die damit verbundene Reifungskrise ist die einzige, die in allen Kulturen der Welt auch als solche anerkannt wird.

Bei vielen Völkern gibt es Initiationsriten für Jungen, aber auch für Mädchen, die einen Wendepunkt markieren sollen: den Eintritt des Kindes in die Welt der Erwachsenen. In vielen afrikanischen bzw. arabischen Ländern ist sie für Mädchen zugleich mit einer brutalen Verstümmelung ihrer weiblichen Organe verbunden: der Klitorisbeschneidung.

Derart ungeheuerliche (und lebensgefährliche) gesellschaftlich sanktionierte Eingriffe in ihre körperliche Integrität und

Weiblichkeit müssen Mädchen, die in westlichen Kulturen auf-
wachsen, nicht erleben. Andererseits wird ihnen aber auch
nicht gerade ein Fest bereitet, wenn sie das erste Mal menstruieren (= ihre Menarche haben). Nur gelegentlich greifen heute
geschichtsbewußte und frauenbewegte Mütter auf diesen wichtigen Brauch alter matriarchaler Kulturen zurück, machen ihrer Tochter an diesem Tag ein Geschenk oder eine besondere
Freude und gestalten die Menarche damit zu etwas erin-
nernswert Schönem. Wie Eltern die Menarche ihrer Tochter
auch bei uns zu einem festlichen Ereignis machen können, habe ich in meinem Buch ›Der Mondring‹ beschrieben.[1]

Die hormonellen Veränderungen in der Pubertät

Drei wesentliche Reifungsschritte kennzeichnen die Pubertät:
erstens ein enormer Wachstumsschub, zweitens die Reifung
der inneren und äußeren Geschlechtsorgane und drittens das
Erwachen sexueller Triebe, die auf *andere Personen* (und nicht
mehr nur, wie beim Kleinkind, auf das eigene Ich) gerichtet
sind.

Während der Kindheit sind die Mädchen um etwa fünf bis
acht Zentimeter pro Jahr gewachsen. In der Pubertät schießen
sie geradezu in die Höhe: Sie wachsen nun innerhalb von nur
zwei bis drei Jahren um durchschnittlich 25 Prozent, von ihrer
bisherigen Größe aus gerechnet, und legen mindestens eben-
soviel an Körpergewicht zu. Teils, weil sie so viel größer werden, teils aber auch, weil ihr Busen sich rundet, Hüften und
Oberschenkel an Umfang zunehmen und Fettpölsterchen entstehen, wo vorher nur endlos lange Beine waren.

Viele Mädchen entwickeln in dieser Zeit einen enormen Appetit und werden infolgedessen zunächst rundlicher, als sie es später als ausgewachsene Frauen sind. Dieser »Teenie-Speck« verliert sich meist wieder von selbst, wenn die hormonelle Entwicklung abgeschlossen ist und die junge Frau nicht mehr so einen Heißhunger hat.

Diese Heißhungerattacken Heranwachsender haben einen ganz natürlichen Grund: Sie sind die Antwort auf die Anforderungen der Wachstumshormone, die in dieser Zeit nur so aus der Hirnanhangdrüse sprudeln. Der Körper braucht viel mehr Energie als zuvor, um diesen Wachstums-Botschaften gerecht werden zu können, und er bezieht sie nun einmal aus der Nahrung.

Mädchen, die zuvor abends kaum ins Bett zu kriegen waren, beginnen zur Verwunderung ihrer Eltern nun oft damit, mittags nach der Schule ein Nickerchen zu halten oder morgens, trotz gewohnt langem Nachtschlaf, gar nicht mehr aus den Federn zu finden. Der Grund dafür ist ebenfalls ein hormoneller: Im Schlaf nämlich schüttet ihre Hirnanhangdrüse nicht nur mehr Wachstumshormone, sondern auch viel mehr keimdrüsenanregende, später auch Eisprung-anregende Hormone (FSH und LH) aus als während der Wachzeit. Der Körper, oft »klüger« als die Heranwachsenden, verlangt sein Recht und signalisiert: »Ich brauche mehr Schlaf.« Taktgeber dieses veränderten Schlaf-Wach-Rhythmus ist der Hypothalamus, der über Freisetzungshormone mit der Hirnanhangdrüse zusammenarbeitet und sowohl Schlaf- und Wachzustand als auch Appetit regelt.

Vor der ersten Menstruation hatten Nebennierenrinden und auch die noch unreifen Eierstöcke dafür zu sorgen, daß im Körper des Mädchens die wenigen Östrogene kreisen, die der kindliche Körper zu brauchen scheint. Rund ein Jahrzehnt lang wurde diese winzige Menge nicht überschritten; sie reichte gerade aus, dem Hypothalamus – und damit der Hirnanhangdrüse – immer wieder zu signalisieren: Dieses Kind ist ein Mädchen und wächst ganz normal heran; noch ist es nicht nötig, keimdrüsenanregende Hormone auszusenden, denn der bisherige Östrogenspiegel im Blut reicht für das Kind absolut aus.

Irgendwann zu Beginn der Pubertät ändert sich das jedoch

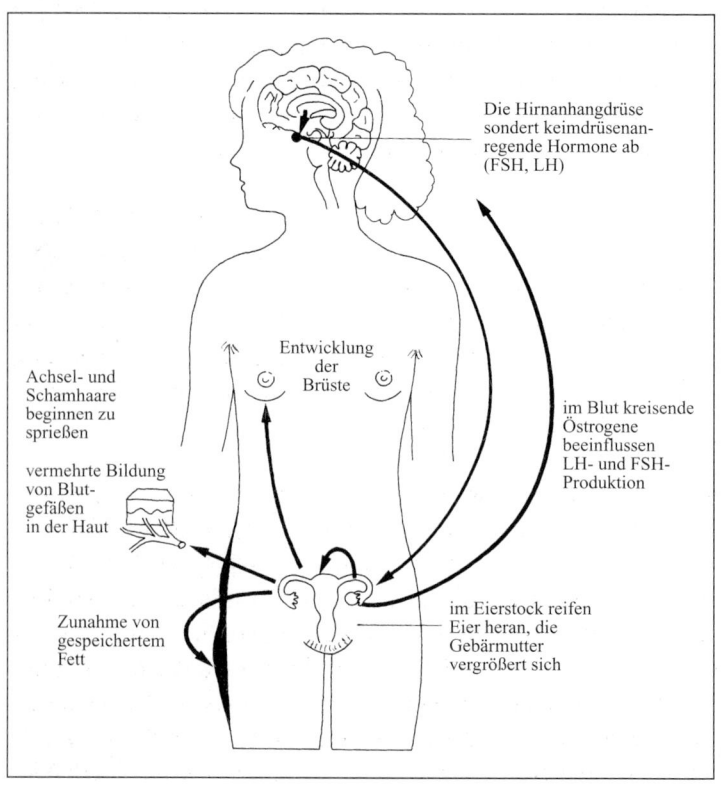

So beginnt die Pubertät

(siehe ab S. 39). Plötzlich wird vermehrt das keimdrüsenanregende Hormon FSH ausgeschüttet; die Eierstöcke reagieren darauf, indem sie mehr Östrogene produzieren.

Die Hirnanhangdrüse beginnt derweilen, auch schon das Eisprung-Hormon LH herzustellen – sozusagen auf Vorrat, denn ausgeschüttet werden diese Botenstoffe erst, wenn der Östrogenspiegel im Blut des Mädchens eine »kritische Grenze« überschritten hat.

Manchmal parieren die Eierstöcke auch noch nicht so recht, und der Östrogenspiegel sinkt wieder, statt kontinuierlich zu steigen. Dann beeilt sich die Hirnanhangdrüse, noch mehr FSH auf den Weg zu schicken, damit das Mädchen einen Eisprung hat und die Schleimhaut der Gebärmutterinnenwand anschwillt, der Zyklus also normal in Gang kommt.

Die Mädchen, in dieser Zeit ohnehin oft sehr »nach innen gewandt«, bemerken diese hormonellen Ebben und Fluten, ohne recht benennen zu können, was mit ihnen passiert. Sie werden oft launisch und unleidlich, sind mürrischer als früher oder haben nahe am Wasser gebaut: Ihre Psyche, eng mit dem Auf und Ab der Hormone verbunden, erlebt ebenfalls ständig Höhen und Tiefen.

Davon abgesehen, haben die Heranwachsenden reichlich damit zu tun, sich an all die größeren und kleineren Veränderungen ihres Körpers zu gewöhnen: an das Wachsen ihrer Brüste und ihrer Körperbehaarung, an die Reifung ihrer Schweißdrüsen, die jetzt einen ganz anderen Körpergeruch verursachen als früher, und an das Größerwerden ihrer Scheide, der inneren und äußeren Schamlippen sowie der Klitoris. Viele Mädchen leiden während der Pubertät auch stark unter Akne: Hormonschübe erreichen die Haut, die unter ihrem Einfluß vermehrt Talg produziert und sich leichter entzündet.

Während der Pubertät finden die meisten Mädchen gelegentlich – auch außerhalb ihrer Periode – Schleimspuren im Slip. Das ist kein Grund zum Fürchten, sondern etwas ganz Normales. Dieses Sekret stammt aus dem ebenfalls reifen Muttermund, der mit der Absonderung des sogenannten Zervixschleims beginnt: ein hormonell verursachtes Sekret, das im Scheideninneren für genügend Feuchtigkeit sorgt. Diese Produktion weißlichen Schleims heißt medizinisch Weißfluß. Er hört in aller Regel auf, sobald das Mädchen einen ganz regelmäßigen, ausgereiften Zyklus hat.

Die Rolle der Schilddrüse

Botenstoffe der Schilddrüse sind, wie bereits auf S. 39 erwähnt, am gesamten Reifungsprozeß, bis weit ins Erwachsenenalter hinein, stark beteiligt. Auch von ihnen hängt es mit ab, ob und in welchem Alter ein Mädchen geschlechtsreif wird und ob der Entwicklungsprozeß einigermaßen »normal« oder besonders stürmisch verläuft.

Produziert diese Drüse – vielleicht schon die halbe Kindheit hindurch – zu wenig Hormone, kann das die erste Menstruation sehr verzögern: Eine Schilddrüsenunterfunktion (*Hypothyreose*) hat eine verspätete Pubertät zur Folge. Der gesamte Stoffwechsel des Mädchens ist dann verlangsamt, und das wirkt in die hormonellen Systeme zurück, die dann ebenfalls träger reagieren. Wo der Fehler liegt, muß in solchen Fällen ärztlich festgestellt werden: Ist die Drüse selbst nicht funktionstüchtig? Oder schickt ihr die Hirnanhangdrüse zu wenig Botenstoffe (Freisetzungshormone), die sie anregen?

Manchmal ist die Schilddrüse ganz besonders lasch und läßt sich selbst von großen Mengen dieser Freisetzungshormone nicht aus der Ruhe und zur Hormonproduktion bringen. Dann passiert unter Umständen etwas Eigenartiges, dessen »Mechanismus« bislang noch nicht ganz erforscht ist: Die hochaktive Hirnanhangdrüse nämlich fängt dann schon einmal an, auch keimdrüsenanregende Hormone sowie das Milchbildungshormon Prolaktin auszuschütten. Und zwar viel früher, als eigentlich angesagt wäre: Das Mädchen kommt dann vielleicht schon mit sieben oder acht Jahren in die Pubertät, und in ihren kleinen Brüsten bildet sich ein milchähnliches Sekret.

In beiden Fällen müssen die Mädchen in ärztliche Behandlung, denn mit Gaben entsprechender Schilddrüsenhormone kann ihnen geholfen, die verspätete Pubertät beschleunigt bzw. die verfrühte gestoppt werden.

Während der Pubertät gerät auch die Schilddrüse, die stark auf Streßreize reagiert, gelegentlich »ins Schleudern«, produziert mal (zu) viele, mal (zu) wenige Hormone, macht die Jugendlichen zusätzlich hypernervös oder besonders antriebsschwach und »faul«. Je nach dem Grad der Beeinträchtigung können kurzfristige medizinische Behandlungen dann notwendig sein. Allerdings löst sich das Problem auch oft von selbst, sobald der Reifungsprozeß überstanden ist.

Grundsätzlich ist das Einsetzen der Pubertät *kein* Grund, Mädchen nun erstmals einer ärztlichen Untersuchung zuzuführen, erklärten Gynäkologinnen 1995 auf einem Kongreß des Arbeitskreises Frauengesundheit in Medizin, Psychotherapie und Gesellschaft (AKF) e.V.:[2] Der Reifungsprozeß der Adoleszenz ist schließlich eine ganz natürliche Lebensphase, die im allgemeinen keiner ärztlichen Kontrolle bedarf. Auch Jungen werden in der Pubertät ja nicht »automatisch« einem Arzt vorgestellt. Die seit einigen Jahren von manchen Ärzten propagierte Zusatzausbildung in Kinder- und Jugendgynäkologie sowie das in vielen frauenärztlichen Praxen schriftlich aushängende Angebot an Mütter mit heranwachsenden Töchtern, ihr Kind doch einmal »sicherheitshalber« gynäkologisch untersuchen zu lassen, dient ihres Erachtens vor allem dem Ziel, Mädchen und junge Frauen so früh wie möglich an Arztbesuche zu gewöhnen – als sei die Zugehörigkeit zum weiblichen Geschlecht für sich genommen schon etwas, das ärztlich überwacht werden müsse, weil es so leicht in Krankheit ausarte. Tatsächlich ist ein Arztbesuch in dieser Lebensphase nur dann angebracht, wenn es echte medizinische Fragen oder gar Probleme zu klären gilt: zum Beispiel eine sehr früh (vor dem 10. Lebensjahr) eintretende Menarche, heftige, durch kein Naturheilmittel zu lindernde Beschwerden bei der Menstruation, der Wunsch des Mädchens nach sicherer Empfängnisverhütung (siehe dazu ab S. 79) oder eben der Verdacht auf eine stärkere Schilddrüsenstörung, die medikamentös behandelt werden sollte.

Nach Absprache mit der behandelnden Ärztin bzw. dem Arzt kann die Schilddrüsenfunktion auch durch eine jodsalzhaltige Ernährung unterstützt werden: In vielen Gegenden Deutschlands ist zu wenig Jod im Trinkwasser, das die Schilddrüse zum richtigen Arbeiten braucht. Ohne dieses Spurenelement hypertrophiert die Drüse, wie das medizinisch heißt: Das Mädchen bekommt einen Kropf, verbunden mit Druckgefühl im Hals, Herzklopfen, Nervosität und Schluckbeschwerden.

Früher, als diese Zusammenhänge noch unbekannt waren, machten Mädchen und Frauen aus der Not eine Tugend und schmückten die Kehle dann eben mit buntbestickten Kropfbändern. Heute gibt es medizinische Abhilfen, aber auch die Möglichkeit, solchen Fehlentwicklungen vorzubeugen.

Die Pille schon im Teenie-Alter?

In den ersten Jahren nach der ersten Menstruation ist es völlig natürlich, wenn die nächsten Blutungen noch nicht mit berechenbarer Regelmäßigkeit, sondern mal früher und mal später kommen. Und es ist auch ganz normal, wenn nicht jedesmal ein Eisprung stattfindet. Allerdings kann immer erst im nachhinein festgestellt werden (z.B. anhand einer Temperaturkurve, die jedoch in diesem Alter noch sehr unzuverlässig ist), ob in einem bestimmten Zyklus ein Eisprung stattgefunden hat.

Wenn Teenies Kinder kriegen, erwachsen daraus meist Probleme ohne Ende. Deshalb muß jedes Mädchen, ob sie einen regelmäßigen Zyklus hat oder nicht, sich um ihre Empfängnisverhütung kümmern, wenn sie Geschlechtsverkehr haben will.

Die meisten greifen dann zur Antibabypille. Das hormonelle System Heranwachsender ist jedoch sehr empfindlich gegenüber Eingriffen von außen. Wird ihm nicht die Zeit gelassen, die es zur Ausreifung braucht, sondern wird es vorher bereits mit den chemisch hergestellten Hormonen der Pille durcheinandergebracht, verweigert es oft nach Absetzen der Pille den ordnungsgemäßen Dienst: Die junge Frau hat mit einem unreifen Zyklus zu kämpfen, dem es verwehrt worden ist, sich einmal richtig einzupendeln. Und das vielleicht ausgerechnet dann, wenn sie gerne Kinder bekommen würde...

Unsinnig ist es auch, die Pille vor allem deshalb nehmen zu wollen, weil dann der – zu klein geglaubte – Busen größer werden könnte. Erstens wächst er ohnehin noch so lange, bis der gesamte Wachstumsprozeß abgeschlossen ist, und kann auch bei einer späteren Schwangerschaft noch einmal größer werden. Zweitens ist durchaus nicht sicher, daß er durch die Pilleneinnahme größer wird. Oft lagert das Gewebe nur mehr Wasser ein und wird kurz vor der monatlichen Abbruchblutung empfindlicher, spannt und schmerzt. Die Heranwachsende handelt sich dann gleich zwei Probleme auf einmal ein: einen Eingriff in ihren hormonellen Reifungsprozeß und Beschwerden, die sie sonst nicht gehabt hätte.

Hinzu kommt, daß auch die niedrigstdosierten Antibabypillen nicht frei von unliebsamen Nebenwirkungen sind – auf den Körper des Mädchens, aber auch auf die Psyche. Der Beipackzettel zeigt ausführlich, womit sie rechnen kann: Die Palette reicht von Migräne, Venenleiden, Leberstörungen, Übelkeit bis zur Reizbarkeit, Müdigkeit, Konzentrationsmangel und Depressionen.

Und das dürfte der Jugendlichen, die ohnehin eine schwierige Lebensphase durchmacht und seelisch oft im Ungleichgewicht ist, eigentlich gerade noch fehlen. Jede Heranwachsende sollte das Für und Wider der Antibabypille genau gegen ihr Risiko, schwanger zu werden, abwägen und bedenken: Es gibt für alles auch Alternativen, zum Beispiel die Verwendung von Kondomen, die Benutzung eines Diaphragmas (wie es verwendet wird, können Jugendliche beispielsweise in Frauengesundheitszentren oder bei einer Pro-Familia-Ärztin lernen) oder auch sexuelle Befriedigung ohne Einführen des Penis in die Scheide, nämlich das gute alte Petting.

Im Herbst 1995 gerieten mehrere Pillenpräparate der »dritten Generation« (Mikropillen) mit angeblich besonders verträglichen künstlichen Gestagenen (Desogestrel, Gestoden) in die Schlagzeilen, weil es unter ihrer Einnahme mindestens einen Todesfall durch Hirnschlag, möglicherweise auch mehrere, sowie zahlreiche Thrombose-Notfälle zu beklagen gab. Aufgrund von Studien in mehreren Ländern warnte die Weltgesundheitsorganisation (WHO) vor Mikropillen: Das Thromboserisiko sei bei diesen Präparaten mehr als doppelt so hoch, nämlich 17 Fälle auf 100 000 Einnehmerinnen, als bei anderen Antibabypillen (acht Fälle auf 100000). Die englischen Gesundheitsbehörden nahmen die angeschuldigten Präparate daher erst einmal vom Markt. Nicht so die deutschen. Massiver Protest der Hormonindustrie und mancher Teile der Ärzteschaft verhinderte diesen Sicherheitsschritt: Die zitierten Studien seien methodisch anfechtbar, hieß es, ihre Ergebnisse fehlinterpretiert worden. Ärztliche Pillenverfechter sprachen von »Panikmache« und führten teils abenteuerliche Argumente ins Feld: Viele Gynäkologen, meinte zum Beispiel der Hormonexperte Dr. med. Benno Runnebaum,[3] hätten die angeblich so blutgefäßschonende Mikropille vorwiegend Frauen verschrieben, die ohnehin stärker thrombosegefährdet seien als der Durchschnitt, zum Beispiel starken Raucherinnen. So erkläre sich auch das erhöhte Risiko: Das Rauchen sei schuld, keineswegs die Pille. Noch deutlicher wurde der Gynäkologe Dr. Alexander Rübig, Mitarbeiter des Pillenherstellers Organon (Mikropillenumsatz pro Jahr: 100 Millionen DM): »Die Pille ist sicher«, betonte er in einem Interview mit der Zeitschrift Focus,[4] »aber nicht jede Frau ist sicher für die Pille.«

Das Berliner Bundesinstitut für Arzneimittel und Medizinprodukte (vormals Bundesgesundheitsamt) forderte schließlich die Hormonindustrie auf, weitere Beweise für die Ungefährlichkeit der Mikropillen vorzulegen. Im Lauf des Jahres 1996 soll erneut verhandelt werden. Ein bis zwei Millionen Frauen, die allein in Deutschland mit diesen Pillenpräparaten die Empfängnis verhüten, dürfen gespannt sein, was mehr Gewicht erhält: die Hormonlobby oder ihre individuelle gesundheitliche Sicherheit?

Die psychischen und sozialen Bedingungen der Pubertät

In der Pubertät reifen auch die sexuellen Triebe des Mädchens. Von der zunächst unbestimmten Sehnsucht nach Anerkennung, Zärtlichkeit, auf neue Weise jemanden liebhaben bis zur wirklichen Lust auf Sex vergehen allerdings noch Jahre. Das Verlangen richtet sich zunächst einmal weniger auf tatsächlich greifbare Personen in der nächsten Umgebung als vielmehr auf solche, die aus der Ferne angeschwärmt werden, an denen die eigene Liebesfähigkeit ausprobiert werden kann.

Heftige Auseinandersetzungen mit den Eltern sind in dieser Zeit eher die Regel als die Ausnahme: Was die anderen in der Clique tun, sagen, lassen und dürfen, ist für Heranwachsende plötzlich weitaus wichtiger als die Grundsätze, Werte, Moral- und Kleidungsvorstellungen, die sie im Elternhaus vermittelt bekommen. Erschwerend kommt hinzu, daß Väter oft hin- und hergerissen sind zwischen – gar nicht immer nur väterlichem – Stolz auf die junge Frau, die da heranwächst, und der Furcht, »Papas Liebling« könnte ihnen allzufrüh entgleiten. Mütter wiederum sind einerseits in Sorge, ihr Kind könnte sich zu früh mit (verantwortungslosen) Jungen einlassen oder in schlechte Gesellschaft geraten, und reagieren andererseits manchmal mit unbewußter Eifersucht auf die »Rivalin«, die ihnen in ihrer so jugendfrischen Tochter entsteht. Konfliktsituationen sind also von allen Seiten quasi vorprogrammiert.

Die heftigen Emotionsschübe, denen Mädchen in der Pubertät ausgesetzt sind, machen es nicht leichter, Konflikte auszutragen und zu bereinigen. Niemand scheint sie mehr richtig zu verstehen (außer der besten Freundin, die Ähnliches durchmacht). Und am allerwenigsten verstehen sie sich selbst: Mindestens zehn Seelen wohnen, ach, in ihrer Brust...

Trotzig und bockig an einem Tag, hilflos-verletzlich und ständig den Tränen nahe am nächsten, völlig entrückt und geistesabwesend am dritten, führen die Mädchen die ganze Palette seelischer Stimmungen und geistiger Befindlichkeiten vor, die ihrer Persönlichkeitsstruktur überhaupt zur Verfügung steht: Als müßten sie alles erst einmal exzessiv durchleben, um sich dann irgendwann für ein erwachsenes, zu ihnen passendes Persönlichkeitsbild entscheiden zu können.

Dazu gehört auch, auf vielfältige Weise ihre Weiblichkeit auszuprobieren. Mal wild geschminkt und aufreizend eher aus- als angezogen, mal betont lässig (schlampig, würden die Eltern sagen), mal burschikos heben sie hervor oder verstecken, was an ihrem Körper Weiblichkeit signalisiert: je nachdem, ob sie mit dieser Signalwirkung gerade klarkommen oder (noch) nicht.

Wird ihr Körperselbstbild – das sich gerade in diesen Jahren ja noch ständig wandelt – durch dumme Bemerkungen oder dreiste Vergleiche (»Brett mit zwei Erbsen«, »Kuheuter«, »Bohnenstange«) verletzt, kann das tiefe Wunden schlagen, die manchmal jahrzehntelang nicht heilen.[5]

Leistungsdruck und Geschlechterrollen

Jedes zehnte Mädchen im Alter von 14 Jahren, so geht aus neueren Statistiken hervor, hat bereits einmal mit einem Jungen oder Mann Geschlechtsverkehr gehabt.

1989 hatte rund ein Viertel der Fünfzehnjährigen weiblichen Geschlechts bereits einen Koitus erlebt. Mit siebzehn waren es bereits 57 Prozent (bei gleichaltrigen Jungen übrigens fast

75 Prozent, was darauf schließen läßt, daß sie häufig das »erste Mal« mit Frauen erleben, die älter sind als sie selbst). Die Zahlen haben sich seitdem nicht wesentlich verändert.

»Diese scheinbar selbstverständliche Aufnahme von frühen sexuellen Kontakten«, berichtete die Psychologin Dr. Susanne Wenzel 1990 auf einem Symposium über sexuelle Probleme Jugendlicher, »verläuft jedoch nicht angstfreier und problemloser als vor zwanzig Jahren: Die Sorgen sind geblieben; die Probleme haben sich lediglich verlagert.«[6]

Drei Dinge machen den Jugendlichen, wie sie feststellte, besonders zu schaffen und erschweren ihnen den geistig-seelischen Reifungsprozeß:

1. die Überbetonung äußerer Körpermerkmale (bei Mädchen vor allem der Brustentwicklung);
2. sexueller Leistungsdruck und damit verbundene Ängste, zu versagen bzw. als altmodisch zu gelten;
3. das Festhalten an den althergebrachten Geschlechterrollen-Stereotypien.

Gravierend zugenommen hat vor allem der Zwang, dem Mädchen sich seitens der Jungen ausgesetzt sehen: Wenn sie (noch) nicht mit ihnen schlafen wollen, drohen ihnen die Freunde damit, sich dann eben eine andere, willigere Freundin zu suchen. »Das Recht auf Selbstbestimmung«, folgert Dr. Wenzel, »schlägt damit in eine andere Form der Fremdbestimmung um.« Es scheint geradezu, als habe es die emanzipatorischen Bestrebungen der Müttergeneration dieser jungen Mädchen nie gegeben...

Wenn Mädchen Frauen lieben

Was das andere Geschlecht anbelangt, so scheinen einige Mädchen lange keinen Anlaß für elterliche Sorgen zu bieten: Ihre erste Verliebtheit gilt nämlich keineswegs einem Jungen oder Mann, sondern einer Frau, vielleicht der Sport- oder Englischlehrerin, der Kollegin im Ausbildungsbetrieb, der Cousine, die immer wieder zu Besuch kommt, oder auch einer nur wenig Älteren, mit der sie als »bester Freundin« ständig zusammenstecken.

»Das gibt sich wieder«, denken die meisten Eltern – und haben ja auch großenteils recht damit. Manchmal aber eben nicht, und dann beginnt für die Heranwachsende ein Leidensweg ganz eigener Art: Sie spürt, daß sie sich, anders als ihre Freundinnen, so gar nicht für Jungen interessieren kann, sondern Frauen eigentlich viel spannender findet und sich auch sexuell zu ihnen hingezogen fühlt. Mit diesen Gefühlen, die sie aufs Äußerste verunsichern, steht sie dann meist ganz allein da, weil sie sie nicht einmal der besten Freundin mitteilen kann, geschweige denn ihren Eltern.

Mindestens sieben bis acht von hundert Mädchen – in der Sexualwissenschaft werden gelegentlich auch höhere Zahlen genannt – ergeht das so. Irgendwann stellen sie fest, daß es dafür auch einen Ausdruck gibt: lesbisch. In aller Regel ist damit kein guter Klang verbunden; er wird eher verächtlich benutzt oder gar als Schimpfwort, für »eine, die keinen abkriegt«, »die sich wie ein Mann aufführt«, eben eine, »die anders ist«. Und Anderssein als die anderen ist für die Jugendliche oft das Schlimmste, was ihr überhaupt passieren kann.

Viele Heranwachsende, die sich zum eigenen Geschlecht hingezogen fühlen, tun deshalb erst einmal, was von ihnen erwartet wird: Sie passen sich an die Erwartungen an, die an ihre vermeintliche Heterosexualität gestellt wird, probieren es mit einem Freund, schlafen sogar vielleicht einmal mit ihm – nur um immer unglücklicher zu werden.

Gelegentlich glauben sie (oder ihre Eltern, wenn sie das alles überhaupt mitbekommen) auch, mit ihren Hormonen sei etwas nicht in Ordnung, und eine »Hormonkur« könne ihnen vielleicht helfen.

Lesbisch – oder, beim männlichen Geschlecht, homosexuell – zu empfinden, ist jedoch keine Sache der Hormone. Die Hormonspiegel junger Mädchen oder Frauen, die so fühlen, unterscheiden sich kein bißchen von denen ihrer nichtlesbischen Freundinnen oder Mütter. Sie haben weder »mehr männliche« noch »weniger weibliche« Hormone. Wissenschaftlich ist dieser Disput heute – von einigen »Unverbesserlichen« abgesehen, die lesbisches oder homosexuelles Verhalten unbedingt als Fehlentwicklung klassifizieren wollen – ausgestanden.

»Hormonkuren« können ihnen also nicht helfen, und auch keine Psychotherapie, in denen ihnen das Lesbisch-Empfinden ab- und das heterosexuelle Empfinden antrainiert werden könnte: Das klappt nämlich nicht, sondern verstärkt den Leidensdruck höchstens noch. Hilfreich ist lediglich eines: Verständnis und Anerkennen ihres »So-Seins«, das etwas ganz Natürliches ist, wenn es auch nicht der Mehrheit entspricht. Aber auch besondere Begabungen und Fähigkeiten entsprechen nicht der Mehrheit, ohne deshalb fürs Leben zu disqualifizieren. Heranwachsende oder ihre Eltern, die verunsichert sind oder Fragen zu lesbischer Liebe haben, können sich beraten lassen: In vielen größeren Städten der Bundesrepublik gibt es Lesben-Selbsthilfe-Gruppen oder ein Lesben-Telefon – auch und gerade für Mädchen (im Frauenzentrum anfragen).

Krankheit Magersucht

Erschütternd viele sehr junge Mädchen streben heute danach, nur ja »kein Gramm zuviel« am Leibe zu haben: Aus amerikanischen Studien, so die New Yorker Psychologin Judith Rodin,[7] geht hervor, daß bereits die Hälfte aller Elf- und Zwölfjährigen teils strenge Diät hält, um nur ja nicht »zu dick« zu werden – und das, obwohl die Mädchen für ihr Alter und ihre Körpergröße genau das richtige Gewicht haben oder sogar untergewichtig sind. Auch hierzulande ist dieser besorgniserregende Trend, die Entwicklung natürlicher Rundungen an Hüften, Bauch und Oberschenkeln durch Fasten zu verhindern, bereits zu beobachten.

Bei vielen Mädchen wird dabei der Grundstein zur *Bulimie* gelegt, der Eß-Brech-Sucht, an der nach heutigen Statistiken schon eine von zehn Frauen erkrankt. Ein bis zwei von hundert Heranwachsenden geraten durch die gesellschaftlich sanktionierte und geförderte Sucht, sich möglichst dünne zu machen, in Gefahr, tatsächlich süchtig zu werden, nämlich magersüchtig. Diese Krankheit wird medizinisch *Anorexie* genannt und führt gelegentlich sogar zum Tode.

Meist beginnt sie sehr unauffällig, nämlich mit dem »ganz normal« erscheinenden Wunsch des Mädchens, ein »Idealgewicht« zu erreichen oder zu halten und deswegen endlich mal konsequent eine Diät zu machen. Bis die Eltern dann merken, was wirklich los ist, und sich zudem noch eingestehen (können), daß sie eine psychisch schwerkranke Tochter haben, ist diese dann bereits oft auf 35 kg oder weniger abgemagert und ernsthaft in Lebensgefahr.

Bei magersüchtigen Mädchen hört die Menstruation – falls sie überhaupt schon eingesetzt hatte – meist rasch wieder auf, wenn das »kritische Körpergewicht« dafür unterschritten wird.

Von den betroffenen Jugendlichen wird das stets sehr begrüßt; deshalb glaubte man noch vor einigen Jahren, die Magersüchtige habe eben Probleme damit, ihre »Weiblichkeit« zu akzeptieren. Heute wird das bereits viel differenzierter gesehen: Es geht ganz offenbar nicht um die Weiblichkeit schlechthin, sondern um das *Rollenbild einer ganz bestimmten Art des Frau-Seins*, das der Heranwachsenden buchstäblich auf den Magen schlägt.

Der lebensrettende Wunsch zur Genesung führt ausschließlich über eine ganz spezielle Psychotherapie, die auch die Familie der Kranken mit einbezieht. Anschriften hierzu und weitere, für das Erkennen der Krankheit wichtige Informationen finden Interessierte im »Handbuch Frau II: Gesund leben«[8] sowie in dem Beratungsbuch der Magersucht- und Eß-Brechsucht-Spezialistin Dr. med. Monika Gerlinghoff.[9]

Die meisten anderen Mädchen und jungen Frauen erkranken zwar nicht an Magersucht, doch auch sie lernen in der Pubertät: Eine »richtige Frau« hat immer wieder »Figurprobleme«. Ihre Reifungskrise wird dadurch um eine Komponente verschärft, die früheren Mädchengenerationen erspart geblieben ist.

Das Aberwitzige dabei: Vielgepriesene Hormone machen aus jungen Mädchen reife Frauen mit ebenso reifen weiblichen Formen. Nicht selten sollen zudem noch künstliche Pillen-Hormone dazu herhalten, diese Formen weiter zu vergrößern (aber bitte nur an der Brust, nirgendwo sonst!). Die gleichen weiblichen Formen, in deren Fettgeweben sich dann auch noch ein Teil der hochgelobten Östrogene bildet, werden im selben Atemzug für häßlich erklärt.

Schon erwachsenen Frauen fällt es schwer, mit solchen Widersprüchen zu leben. Wie sollen pubertierende Mädchen sich darin zurechtfinden?

Zeit der Widersprüche

Stimmungslabilität und Leistungsschwankungen gehören zum Alltag der Pubertierenden. Teils sind sie auf Hormon-Wellen zurückzuführen, die den Körper der Heranwachsenden – zunächst einmal unabhängig von äußeren Einflüssen – durchfluten. Teils ist der Streß, sich durch die vielfältigen Widersprüche hindurchlavieren zu müssen, dafür verantwortlich – was sich wiederum in hormonellen Schwankungen, Pickeln, Depressionen usw. ausdrückt.

Charakteristisch sind u.a. die folgenden zwiespältigen Situationen:

- Das Einsetzen der Menstruation ist ein Reifungsschritt, der für die Entwicklung des Mächens zu einer gesunden jungen Frau spricht. In vielen Kulturen wird die Menarche deshalb freudig begrüßt und der Jugendlichen ein Fest bereitet.[10] In westlichen Ländern hingegen ist das (noch) ganz anders; die meisten Mädchen schämen sich eher, als sich über ihre erste Blutung zu freuen. Die Botschaft, ihre natürlichen Körperfunktionen seien etwas Unangenehmes, das tunlichst verborgen werden müsse, konfrontiert sie mit einem patriarchalen Weiblichkeitskonzept, dessen Konfliktreichtum sie – vielleicht erstmals so massiv – am eigenen Leibe spüren.

- Obwohl die Menstruation einerseits von Tabus umstellt und von Schamgefühlen begleitet ist, erfährt jedes Mädchen andererseits, wie wichtig sie für ihre weibliche Entwicklung ist: eine widersprüchliche Botschaft, die vor allem diejenigen in Konflikte stürzen kann, deren Menarche vergleichsweise spät einsetzt. Damit nicht genug: Mit dem Einsetzen der Menstruation wird den Jugendlichen meist auch sofort klargemacht, daß dieser Reifeschritt Anlaß für viele neue elterliche Sorgen ist. Sie können jetzt »mit einem Kind nach

Hause kommen«, müssen in ihrer Sexualität überwacht werden, könnten ihrer Familie Schande bereiten und sich selbst »fürs Leben schaden«. Einerseits wird also von ihnen das Heranwachsen verlangt, andererseits (zumindest in sexuellem Bereich) möglichst lang ein kindliches Verhalten erwartet.

- Mit Beginn der Pubertät oder mitten drin werden häufig schon die Weichen für das spätere Berufsleben bzw. die weitere Ausbildung gestellt. Das Mädchen muß an den »Ernst des Lebens« denken und in Schule oder Lehre gute Leistungen erbringen – ausgerechnet dann, wenn ihre Konzentrationsfähigkeit zu wünschen läßt, Spannungen in ihrer Seele herrschen und sie ein erhöhtes Schlafbedürfnis hat. Und sie muß sich oft bereits für einen Ausbildungsgang oder Berufsweg entscheiden, obwohl sie weder ihre Talente und Fähigkeiten schon besonders gut kennt noch einen Überblick über die Arbeitswelt besitzt.

- Adoleszente Mädchen fühlen sich zwischen zwei Welten hin- und hergerissen: zwischen dem Wunsch, möglichst als erwachsen zu gelten, und dem Bedürfnis, noch Kind und damit verantwortungsfreier sein zu dürfen. Die Spannungen werden noch verstärkt, wenn sie nun häufig jüngere Geschwister zu betreuen haben, die scheinbar »alles dürfen«, während ihnen »alles verboten« wird.[11]

- Geistige Wachstumsschübe verleihen ihnen Momente der Hellsichtigkeit und Klarheit, die für ihr Alter ungewöhnlich wirken und sie altklug erscheinen lassen. Sie erfassen dann zum Beispiel soziale, umweltpolitische oder philosophisch-ethische Probleme, deren Erkenntnis sie allerdings gleichzeitig stark verunsichert, denn sie haben dafür noch keine Lösungsansätze.

- Viele Jugendliche entwickeln während der Pubertätsjahre ein besonders scharfes Gespür für Ungerechtigkeiten, die ihnen plötzlich überall auffallen, denen sie jedoch (noch) machtlos gegenüberstehen.

• Ihre körperlichen Veränderungen halten oft nicht mit ihrer geistig-seelischen (und sexuellen) Reife Schritt bzw. eilen ihnen voraus: Viele Mädchen wirken körperlich älter, als sie nach Jahren und Reifegrad tatsächlich sind, und geraten dadurch in Konfliktsituationen, die sie noch nicht bewältigen können. Andere reifen geistig-seelisch rascher als körperlich und fühlen sich gegenüber ihren Altersgenossinnen (aber auch gegenüber dem anderen Geschlecht) zurückgesetzt, werden als »die Kleine« gehänselt und in ihrem Selbstwertgefühl verunsichert.

• Die kindlichen Wertesysteme werden zunehmend mehr an der Realität außerhalb des Elternhauses erprobt – und geraten dabei häufig ins Wanken. Die Folge ist ein Gefühl von Orientierungslosigkeit und auch Grenzenlosigkeit, das die Heranwachsenden verängstigen kann.

Mit Widersprüchen zu leben fällt schon erwachsenen Menschen ausgesprochen schwer; Jugendliche können damit völlig überfordert sein oder sogar an den Rand des Selbstmords getrieben werden, wie sich beinahe täglich in den Zeitungen nachlesen läßt.

Dennoch sind echte »Pubertätspsychosen« – seelische Zusammenbrüche, wahnhafte Vermengungen von Traum und Wirklichkeit, Halluzinationen – sehr viel seltener, als die Tiefe und zeitliche Dauer der »Reifungskrise Pubertät« eigentlich erwarten lassen könnten. Und selbst wenn eine Heranwachsende seelisch gestört erscheint, muß das noch lange nicht heißen, daß sie behandlungsbedürftig ist: »Die Differentialdiagnose (= Unterscheidung) zwischen sozusagen normaler Reifungskrise und beginnender Psychose ist schwierig«, stellt dazu der Psychiater Prof. Stavros Mentzos fest.[12]

Keinesfalls könnten Hormonpräparate den Heranwachsenden helfen, ins seelische Gleichgewicht zu kommen: »So wie es eine hormonell bedingte klimakterische Psychose nicht gibt«, betont Mentzos, »so gibt es auch in der Pubertät keine hormonell bedingte sogenannte Pubertätspsychose.« Auch wenn in dieser Zeit eine gewaltige Umstellung des hormonellen Haushalts stattfindet, geht es dabei »allerdings nicht um eine direkte Wirkung auf das Gehirn, sondern um das psychologische und psycho-soziale Problem der Auseinandersetzung mit dem hormonell bedingten Triebzuwachs und seinen Konsequenzen für das innerpsychische Gleichgewicht und für die psycho-soziale Anpassung.«

Wann endlich wieder eine Ordnung im Chaos gefunden werden kann, hängt ebenfalls mehr von äußeren Faktoren als vom Hormongleichgewicht ab. Meist ist der Zyklus schon ausgereift, bevor es die Jugendlichen selbst sind. Die vielfachen und in ihrer Widersprüchlichkeit oft verwirrenden Anforderungen an das seelisch-geistige Wachstum und das Sozialverhalten der Heranwachsenden prägen also ihren Reifungsprozeß stärker als die biologischen Gegebenheiten – heute mehr denn je.

6. Das Auf und Ab im Menstruationszyklus

Hormone und Psyche beim prämenstruellen Syndrom

Einmal alle dreieinhalb Wochen ärgerte mich die berühmte Fliege an der Wand. Und einen oder zwei Tage lang hätte ich genaue diese Wand hochgehen können, um ihr jedes Bein einzeln auszureißen. Schon beim Aufstehn war ich mürrisch, muffig, mieser Laune; alles schien schiefzugehen (und tat es dann natürlich oft auch); die kleinste Kleinigkeit konnte das Faß zum Überlaufen und mich, je nachdem, zum Platzen oder zum Weinen bringen. Ein Blick in den Spiegel überzeugte mich spätestens am Nachmittag vollends davon, daß mit mir an diesem Tag kein Staat zu machen war: verquollene Lider, fahle Haut, ein paar Pickel, dazu ein ziemlich aufgeblähter Bauch, und der Busen tat mir auch noch weh.

Ist es mal wieder soweit! dachte ich mir dann und tröstete mich im nächsten Moment: Naja, immerhin, spätestens übermorgen geht's mir wieder besser.

Das ist das Charakteristische an einer Erscheinung, die seit einigen Jahren als *prämenstruelles Syndrom** bekannt ist (obwohl Frauen schon jahrhundertelang darunter leiden): Mit dem Einsetzen der Menstruation, spätestens aber am Tag danach, hören alle diese Beschwerden auf, als hätte es sie nie gegeben. Was dann kommt, ist meist viel besser auszuhalten: ein bißchen Bauch- und Kreuzweh, vielleicht auch ein erhöhtes Ruhebedürfnis. Aber die Stimmung steigt immerhin von Stunde zu

---

* Syndrom: Krankheitsbild, das sich aus unterschiedlichen Symptomen zusammensetzt

Stunde, und die Konzentrationsfähigkeit, die Kontrolle über die eigenen Gefühle, die Ent- statt Anspannung kehren merklich wieder.

Vielen Frauen geht es in der Zeit zwischen Eisprung (etwa zur Zyklusmitte) und Menstruation sehr viel schlechter als mir damals. Ihre Beschwerden sind heftiger, sie leiden länger, und sie leiden auch an anderen Dingen, als ich es tat. Wieder andere merken nur an wenigen Einzelheiten, die zunächst einmal gar nichts mit ihrem Körper zu tun zu haben scheinen, daß sie gerade kurz vor ihrer Regel stehen: zum Beispiel, wenn sie der allmonatliche Putzfimmel ergreift oder sie Gerüche, die sie sonst tolerabel finden, auf einmal ausgesprochen anwidern, der kleinste Sonnenstrahl sie blendet, die Radiomusik des Nachbarn ihnen unangenehm schrill in den Ohren klingt.

Manche Frauen haben vor allem körperlich spürbare Beschwerden, andere rasten insbesondere psychisch aus. Und natürlich gibt es auch Frauen, die nichts dergleichen erleben: Sie haben einfach kein prämenstruelles Syndrom – dafür aber vielleicht eine schwierigere Zeit, während sie menstruieren.

Symptome des prämenstruellen Syndroms

Die amerikanische Gynäkologin Dr. Michelle Harrison (und inzwischen auch viele andere Ärztinnen) hat anhand der Aussagen zahlreicher Patientinnen, die mit ganz unterschiedlichen, periodisch wiederkehrenden Beschwerden zu ihr in die Praxis kamen, eine Liste aller möglichen Symptome des prämenstruellen Syndroms (abgekürzt PMS) zusammengestellt. Eine stattliche Anzahl, nämlich mehr als 50, kam dabei heraus: von

Ängstlichkeit bis Zurückgezogenheit auf psychischem Gebiet, von Akne bis Unterleibskrämpfe auf körperlichem.[1]
Am häufigsten wird über folgende Symptome geklagt:

- aufgedunsener Unterleib, so daß die Kleidung nicht mehr paßt;
- Brustschwellungen und -schmerzen; die kleinste Berührung kann wehtun;
- Depressionen (und alle damit zusammenhängenden Beschwerden wie Verstopfung, Schlafstörungen, plötzliche Tränenausbrüche, Müdigkeit);
- Eßgelüste oder -störungen (Appetitlosigkeit, Heißhungeranfälle);
- Geruchs-, Gehör- und Augenempfindlichkeit;
- Hautunreinheiten;
- Herzklopfen und Herzrhythmusstörungen;
- Kopfschmerzen bis hin zur Migräne;
- Ödeme (Wassereinlagerungen in den Geweben, vor allem den Brüsten und Beinen);
- Konzentrations- und Koordinationsschwierigkeiten, dadurch erhöhte Unfallneigung;
- Reizbarkeit, Wutausbrüche, dazu Abnahme des Selbstwertgefühls.

Alle diese seelischen, geistigen und körperlichen Befindlichkeiten können tausenderlei Ursachen haben und auch zu beliebigen Zeiten im Leben einer Frau auftauchen. Was sie jedoch zu *Symptomen eines Krankheitsbildes* macht, sind allein zwei Faktoren: Im Vergleich zum sonstigen Leben, zur sonstigen Persönlichkeit der jeweiligen Frau sind sie *eher ungewohnt* bzw. *ungewöhnlich heftig*, und sie treten *in zeitlichem Zusammenhang mit der nahenden Menstruation* auf.
Als die Zyklusforschung noch in den Kinderschuhen steckte, konnten sich die Ärzte auf alle diese weiblichen Befind-

lichkeitsstörungen – oder besser gesagt -auffälligkeiten – keinen rechten Reim machen. Sie taten sie daher gern als typisch weibliches Gejammer oder Hysterie und Überempfindlichkeit ab, gegen die halt kein Kraut gewachsen sei (sehr zu Unrecht, wie sich inzwischen herausstellte). »Daß PMS tatsächlich existiert«, schreibt Dr. Harrison, »ist klar, denn unter den Tausenden von Frauen, denen ich zugehört habe, war *niemals* auch nur eine, die erzählt hätte, daß sie jeden Monat *nach* ihrer Periode die Selbstachtung verlöre oder mit ihrem Mann herumstritte oder am liebsten Selbstmord beginge...«[2]

Wenn eine Frau also wissen will, ob sie »nur« mit körperlichen und/oder seelischen Auffälligkeiten auf eine akute Belastungssituation reagiert oder ob sie an Symptomen leidet, die unter dem Namen PMS zusammengefaßt werden können, braucht sie im Prinzip lediglich eines tun: einige Monate lang beobachten, ob ihre Beschwerden mit ziemlicher Regelmäßigkeit *vor* ihrer Menstruation auftreten, dann abklingen, eine Weile weg sind und dann (nach dem Eisprung) wiederkehren. Am besten geht das anhand eines Menstruationskalenders. Zeigt sich keine solche periodische Wiederkehr, sondern sind die Symptome unregelmäßig über den ganzen Zyklus verstreut, ist es eher unwahrscheinlich, daß das hormonelle Auf und Ab damit irgend etwas zu tun hat. Dann müssen die Ursachen anderswo gesucht werden.

Die hormonellen Bedingungen beim PMS

Wie bereits dargestellt (vgl. ab S. 40), verläuft der Menstruationszyklus wellenförmig: Am Anfang, also während der Blutung und kurz danach, werden erst wenig, dann immer mehr Östrogene ausgeschüttet; gleichzeitig produziert die Hirnanhangdrüse erst wenig, dann immer mehr des Eibläschen-stimulierenden Hormons FSH und schüttet allmählich auch immer mehr des Eisprung-Hormons LH aus.

Kurz vor dem Eisprung erreichen die Östrogenwerte einen relativ hohen Stand und fallen danach für kurze Zeit auffallend ab. Gleichzeitig steigen FSH- und LH-Ausschüttung sehr stark an. Am Tag des Eisprungs – um die Zyklusmitte, also etwa zwischen dem 12. und 16. Tag nach dem letzten Einsetzen der Menstruation – erreichen diese beiden Hormone einen Höchststand, während die Östrogene ihren ersten Gipfel schon hinter sich haben.

Diese Geschlechtshormone steigen in der zweiten Zyklushälfte dann noch einmal ziemlich stark an. Hinzu kommen größere Mengen Gestagene, denn in dieser Zeit läuft der progesteronproduzierende Gelbkörper sozusagen auf Hochtouren. Etwa eine Woche vor der nächsten Blutung beginnt er sich abzubauen; der Progesteronspiegel sinkt, und auch die Östrogene nehmen ab. LH und FSH werden in diesem Zeitraum ebenfalls nur in kleinen Mengen hergestellt. Bei der nächsten Blutung geht dann alles wieder von vorne los; die nächsten Hormonwellen durchfluten den weiblichen Organismus.

Neben diesen vier wesentlichen Hormonen bzw. Hormongruppen (es gibt über 30 chemisch unterschiedliche Östrogene im Körper der Frau, deren Wirken allerdings noch längst nicht völlig erforscht ist!) spielen auch noch weitere Hormone und hormonähnliche Substanzen im »Orchester der Meldegänger«

mit, das die Hirnanhangdrüse als Dirigentin leitet und der Hypothalamus, um im Bild zu bleiben, als Komponist mit Noten = Impulsen durch Freisetzungshormone bestückt.

Manche dieser Botenstoffe werden ebenfalls mit einer gewissen Rhythmik ausgeschüttet, die an die Wellenbewegungen der vier Zyklus-Hormone angeglichen ist. So steigt zum Beispiel der Gehalt des Milchbildungshormons Prolaktin im Blut der Frau immer dann leicht an, wenn sie – in jedem Zyklus zweimal, siehe Abbildung – besonders viele Östrogene produziert. Während der Schwangerschaft steigt der Prolaktinspiegel, abhängig von den dann gebildeten Östrogenen, auf bis zu zwanzigfach höhere Werte. Auch die Schilddrüsenhormone zirkulieren in größeren Mengen im Blut, sobald die Frau zyklusbedingt vergleichsweise viele Östrogene produziert (oder aber eine östrogen-betonte Antibabypille nimmt oder schwanger ist).[3]

Andere Hormone oder hormonähnliche Substanzen, etwa die Prostaglandine oder die Beta-Endorphine, werden zwar in einem bestimmten Tag-Nacht-Rhythmus ausgeschüttet, zeigen aber – so weit das heute bekannt ist – keine auffälligeren Verbindungen zum Menstruationszyklus. Dennoch können sie daran beteiligt sein, wenn sich bestimmte Auffälligkeiten (PMS-Symptome) bemerkbar machen: Prostaglandine z.B. sind an Gebärmutterkontraktionen beteiligt und daher für Unterleibskrämpfe und -schmerzen mitverantwortlich; fehlen Beta-Endorphine, so können Müdigkeit, Konzentrationsmangel und Überempfindlichkeit aufkommen.

Viele Hormon-Unregelmäßigkeiten treten nur oder vorwiegend in der zweiten Zyklushälfte auf – derjenigen also, in der die PMS-Symptome sich bemerkbar machen. Das betrifft insbesondere alles, was mit dem Gelbkörper zusammenhängt: Er bildet sich ja erst, wenn das reife Ei aus seiner Hülle geschlüpft und in den Eileitertrichter gesprungen ist. Diesem Gelbkörper

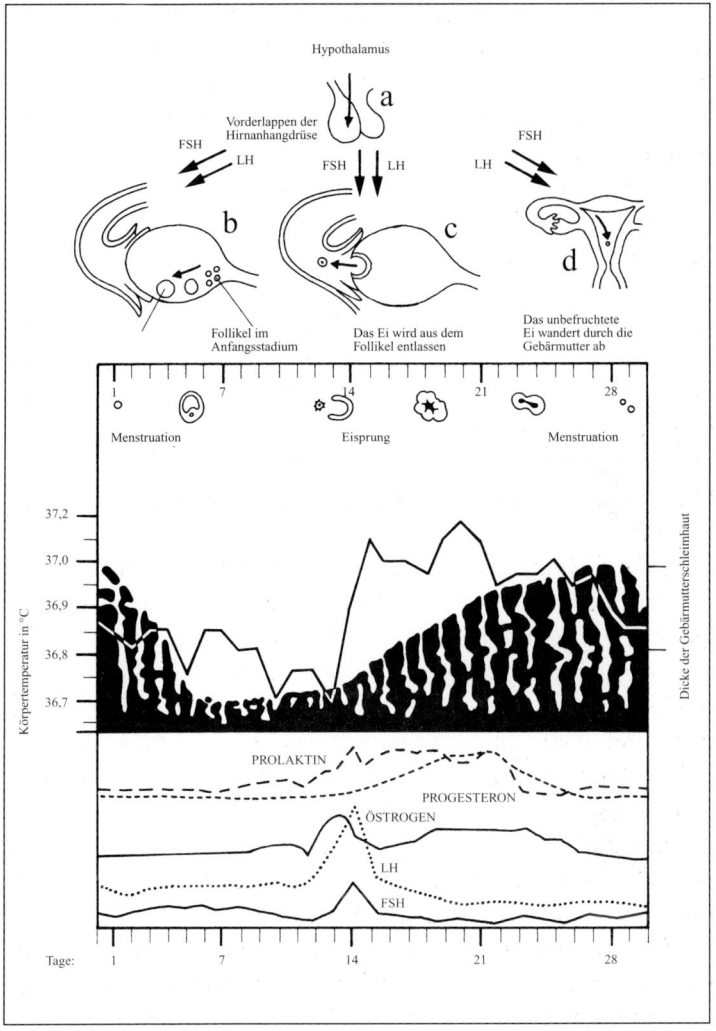

Menstruationszyklus von ca. 28 Tagen Dauer

(*Corpus luteum*) und den von ihm gebildeten Hormonen galt daher stets die größte Aufmerksamkeit der Forschung. Und tatsächlich zeigen sich bei der ärztlichen Untersuchung, die auch eine Feststellung des Hormonstatus umfaßt, in manchen Fällen Besonderheiten, die auf eine Störung rund um den Gelbkörper hinweisen. Vor allem zwei Defekte kommen in Frage:

• Die Hirnanhangdrüse schüttet unter Umständen zu wenig LH (das luteinisierende, also Gelbkörper-stimulierende Hormon) aus, so daß der Aufbau des Gelbkörpers nicht richtig klappt, ebenso seine Hormonproduktion.

• Der Gelbkörper bildet sich zwar ordnungsgemäß, hat aber eine Funktionsstörung (*Corpus-luteum-Insuffizienz*). Er bildet zu wenig bzw. zu langsam Progesteron. Dabei gerät die Östrogen-Progesteron-Balance aus dem Gleichgewicht; die Östrogene bekommen ein Übergewicht, das sie sonst in dieser Zyklusphase nicht haben.

Eine der physiologischen Wirkungen von Östrogenen ist es, Wasser in den Geweben zu binden. Unter ihrem Einfluß vergrößern sich die Brüste – manchmal so, daß es schmerzt. Ein gleichzeitiger relativer Progesteronmangel wird für Reizbarkeit, Unruhe, Schlafstörungen und Müdigkeit verantwortlich gemacht.

Eine Frau mit heftigen PMS-Beschwerden hat sozusagen Glück im Unglück, wenn sich zweifelsfrei herausstellt, daß es tatsächlich »nur« an ihrer Gelbkörperfunktion lag: Eine Behandlung mit künstlichen Gestagenen (*Dydrogesteron*) über mehrere Monate hinweg kann dann oft den heilsamen Regulierungsanstoß geben. Und speziell für geschwollene Brüste gibt es ein verschreibungspflichtiges Gel, das aus Pflanzen gewonnenes Progesteron enthält und die Schwellungen und Schmerzen lindert.

In vielen Fällen ist jedoch durchaus nicht zweifelsfrei aus-
zumachen, an welchem Botenstoff oder an welcher anderen
Disharmonie im Organismus der Frau es denn wohl liegen
könnte, daß sie über PMS-Beschwerden klagt. Folgende mögliche Erklärungen wurden bislang schon dafür vorgeschla-
gen – ohne daß sie jedoch schlüssig zu beweisen oder auf alle
Patientinnen übertragbar gewesen wären:

- Östrogenüberschuß (bei gleichzeitigem Progesteronmangel);
- Prostaglandinmangel (oder -überschuß);
- Prolaktinüberschuß;
- Mangel an Beta-Endorphinen;
- Allergie gegenüber den eigenen Hormonen (ein sogenann-
  tes *Autoimmunleiden*);
- Magnesiummangel;
- Vitaminmangel (vor allem an B-Vitaminen);
- Unterzuckerung des Bluts (*Hypoglykämie*);
- Überschuß an Streß- oder Schilddrüsenhormonen;
- dazu noch Gemütsleiden, von der »endogenen Depression«
  bis zur Psychose.

Ein Überschuß an Streßhormonen entsteht, wenn die Frau entweder einen fehlregulierten Hypothalamus hat, ihre Nebennierenrinden fehlfunktionieren und zu viel Streßhormone produzieren (das ist allerdings eher selten), oder wenn sie ganz einfach zu
stark bzw. zu oft unter Streß steht (siehe hierzu Kapitel 4).
Schilddrüsenhormone können im weiteren Sinne ebenfalls zu
den Streßhormonen gerechnet werden, weil sie unter Streß vermehrt im Blut kreisen.

Auch Prostaglandine und Beta-Endorphine sind an
Streßfaktoren gekoppelt. Was jedoch *Ursache* und was *Wirkung* ist, läßt sich in den meisten Fällen nicht sicher sagen: Entstehen oder fehlen sie, weil die Frau im Streß ist? Ist die Frau
im Streß, weil sie vermehrt oder zu wenig gebildet werden?

Und was schließlich den sogenannten Östrogenüberschuß anbelangt: Auch die an PMS leidende Frau hat nicht eigentlich »zu viele« Östrogene in der zweiten Zyklushälfte. Allenfalls hat sie zu wenige Gestagene (Progesteron) – womit das Gleichgewicht der beiden Hormone gestört wäre. Da man ihr schließlich die körpereigenen Östrogene nicht künstlich entziehen kann, um das Gleichgewicht wieder herzustellen, muß man dann eben künstlich Gestagene zuführen, um die Hormonwaage von dieser Seite auszubalancieren.

Das allerdings gelingt, wenn auch häufig, so doch durchaus nicht immer. Und es wirft die interessante Frage auf: »Was wäre, wenn...?« Vielleicht hat die betreffende Frau tatsächlich individuell zu viel Östrogene – und gerade die richtige Menge Progesteron im Blut? Was wäre, wenn das hormonelle Gleichgewicht von dieser Seite her ausbalanciert werden müßte – was jedoch nur mit Hormonpräparaten gelänge, die den Zyklus dann endgültig auf den Kopf stellen oder ganz künstlich gestalten würden?

Das heikle Thema Hormontherapie wird in Kapitel 11 noch einmal ausführlich aufgegriffen. Eines steht jedoch fest:

Weshalb bei manchen Frauen mit PMS die hormonellen Regelkreise durcheinandergeraten, bleibt bei der rein hormonellen Betrachtungsweise ungeklärt. Und noch weniger wird damit erhellt, weshalb viele Frauen mit PMS *keinerlei Hormonstörungen* und trotzdem Beschwerden haben.

Die psychischen und sozialen Bedingungen bei PMS

Kaum ein Mädchen und kaum eine erwachsene Frau sagt leichthin in einer x-beliebigen Gesprächsrunde:»Ich menstruiere gerade« oder»Als ich das letzte Mal meine Menstruation hatte...«. Selbst in unserer so gern als aufgeklärt geltenden Gesellschaft ist die Menstruationsblutung noch immer ein Tabu, das mit verbergenden Begriffen wie»die Tage oder die Regel haben« belegt, möglichst aber verschwiegen und unsichtbar gemacht wird.»Obwohl es sich bei der Menstruation um einen natürlichen Vorgang handelt, der jede Frau betrifft, ist die monatliche Blutung schon seit alters her mit Ängsten und falschen Vorstellungen verbunden. Diese negative Hypothek lastet auch auf den Frauen von heute«, schreiben Sylvia Schneider und Angelika Blume in ihrem Buch ›Die Regel. Eine herbeigeredete Krankheit‹.[4] Und sie merken weiterhin an:»Nur sehr wenige haben ein wirklich positives Verhältnis zu ihrer Menstruation und sind sogar stolz darauf.«

Bis heute haben Frauen unter den gesellschaftlichen Vorurteilen, die historisch weit zurückverfolgt werden können, zu leiden. Nach wie vor gelten sie ihrer Menstruation wegen als weniger belastbar, kränklicher, schwächer, anfälliger, weniger zuverlässig als das männliche Geschlecht. Und seit das prämenstruelle Syndrom einen Namen bekommen hat, werden sie zwar endlich medizinisch mit ihren Beschwerden ernstgenommen, können aber gleichzeitig erneut diskriminiert werden: Nicht nur haben sie alle paar Wochen»ihre Tage«, sondern außerdem eine Krankheit namens PMS.

Frauen mit PMS-Erscheinungen freuen sich manchmal richtig auf ihre Menstruation. Aber nicht etwa deshalb, weil sie etwas Positives für sie wäre (so zu empfinden, wird Mädchen und

Frauen alles andere als nahegebracht), sondern weil dann die vormenstruellen Beschwerden aufhören. Allerdings wissen sie auch, daß im nächsten Zyklus, ein paar kurze Wochen später, alles wieder von vorne losgehen kann. Viele sind davon so entnervt, daß sie am liebsten ihre Menstruation und die damit zusammenhängenden inneren Organe ganz wegwünschen würden. Und wenn sie nicht vielleicht doch noch irgendwann Kinder bekommen wollten oder wenn sie nicht fürchteten, ohne Gebärmutter nicht mehr als »vollwertig« zu gelten (siehe ab S. 135), würden manche am liebsten zum Chirurgen gehen. Die sogenannte »Menstruationshygiene«, wie das Loswerden der Menstruationsblutung und aller damit verbundenen Vor- und Begleiterscheinungen im Medizinjargon manchmal heißt, ist tatsächlich ein Grund für so manche Gebärmutterentfernung.[5]

Und es gibt auch immer wieder Ärzte, die eine solche – in meinen Augen zutiefst traurige – Haltung zum weiblichen Körper nicht nur unterstützen, sondern förmlich herbeireden. »Ich halte Bestrebungen, die Menstruation total zu verhindern, für sinnvoll, weil ich glaube, daß die monatliche Regelblutung einer der wenigen Irrtümer der Natur ist«, schrieb 1981 der bekannte Gynäkologe Prof. Dr. Fritz K. Beller in einer ärztlichen Fachzeitschrift.[6] Und der Münchner Gynäkologe Dr. Walther Prinz fand 1984, die Menstruationsblutungen seien »mehrhundertfach unsinnig« und eine »Tortur«: Zwei pro Jahr müßten doch eigentlich genügen; alles andere könne man mit Hormongaben leicht wegtherapieren.[7]

Der weibliche Organismus mit seinem Menstruationszyklus wird also nach wie vor für krank erklärt, für unsinnig (außer zur Fortpflanzung) und für einen »Irrtum der Natur« gehalten, der schleunigst korrigiert werden müßte. Dies alles behaupten Männer, von denen ich persönlich meine, sie hätten sich besser einen anderen Beruf als ausgerechnet den des Frauenarztes aussuchen sollen.

Sicher sind solche Meinungen extrem zu nennen, doch sie gedeihen nur dort und haben nur dort eine Chance, ernstgenommen und diskutiert zu werden, wo es mit der Wertschätzung der weiblichen Hälfte der Menschheit ohnehin nicht weit her ist. In einem solchen geistigen Klima ist es kein Wunder, wenn Frauen mit ihrer Menstruation Probleme haben. Das gilt auch für die Zeit vor der Blutung: Sie bedeutet ja auch psychisch eine Zeit der Vorbereitung auf dieses Ereignis. Wenn sie dann die Menstruation hinter sich haben, merkt Dr. Michelle Harrison an, geht es den PMS-Patientinnen auf einmal auffallend besser. Bis der Eisprung erfolgt ist und die nächste Blutung naht...

Diese Gynäkologin bringt ihre zwiespältigen Gefühle, die sie selbst dem prämenstruellen Syndrom gegenüber hegt, auf den Punkt: *»Was fühle ich, wenn es um PMS geht? Die Feministin in mir wünscht sich, unsere Biologie wäre irrelevant. Die Ärztin in mir erkennt, daß es notwendig ist, prämenstruelle Symptome aufzuspüren und zu behandeln. Die Frau in mir erkennt die Macht biologischer Kräfte, die in mir wirken, und wünscht sich, in einer Gesellschaft zu leben, in der mein Menstruationszyklus als etwas Positives und nicht als etwas Negatives betrachtet wird.«*[8]

Negative Einstellungen, die von Kindesbeinen an (spätestens aber ab der Pubertät) gelernt und eingeprägt wurden, sind nicht von einem Tag auf den anderen zu verändern. Und wenn das »Negative« noch dazu mit körperlichen und seelischen Befindlichkeitsstörungen verbunden ist, die sehr real, weil allmonatlich spürbar sind, mag es noch weniger gelingen oder sogar absurd erscheinen, sich damit überhaupt anfreunden zu sollen.

Doch erscheint es mir einen Versuch wert: Die Hormone reagieren schließlich auf die Impulse von Geist und Psyche.

Darüber hinaus sind auch viele PMS-Beschwerden selbst etwas ausgesprochen Subjektives, das je nach allgemeiner Stimmung und äußerer Situation mal als schwerer, mal als leichter erlebt wird: Wer gerade viele Gründe hat, sich am Leben zu freuen, wird es zum Beispiel viel gelassener hinnehmen können, wenn der Bauch dicker ist als sonst oder die Haut ein paar Pickel aufweist. Wer jedoch ohnehin in einer schwierigen oder krisenhaften Situation steckt, kann Zusatzstreß wie etwa Kopfweh oder Schlafstörungen, geschwollene Brüste oder Geruchsempfindlichkeit nun nicht auch noch ertragen – und leidet viel mehr darunter als sonst und vielleicht auch mehr als nötig.

Streß und PMS

Gestreßte Frauen haben häufiger und oft auch schwerere PMS-Symptome als andere. Eine Reihe von Reifungskrisen (siehe ab S. 61), die stets auch Streß für den Organismus bedeuten, selbst wenn sie insgesamt von positiver Bedeutung für die einzelne Frau sein mögen, können PMS-Symptome verschlimmern oder sie im Anschluß daran erstmals auftreten lassen:

- Schwangerschaft(en),
- Gebärmutterentfernung, und zwar mit oder ohne Entfernung der Eierstöcke – was der rein hormonellen Theorie widerspricht: Auch ohne Keimdrüsen und ohne Blutung hört der »innere Zyklus« der Frau durchaus nicht völlig auf, und manche Frauen erleben trotz einer solchen Operation weiterhin periodische »PMS«-Beschwerden,[9]
- Sterilisation mittels Durchtrennen der Eileiter (*Tubenligatur*),
- schwere Krankheit,

- schweres psychisches und/oder sexuelles Trauma (Partner-verlust, Vergewaltigung usw.),
- Älterwerden (Bevorstehen der Wechseljahre).

Die jeweiligen PMS-Symptome sind dann eine Antwort des Körpers und der Seele auf ein *Übermaß* von Streß, mit dem die Frau fertig zu werden hat. Sie sind nicht »unnormal«, auch wenn sie lästig bis unerträglich sein mögen, sondern ein ganz natürliches Warnsignal: Jetzt reicht es allmählich. Solche Symptome sind paradoxerweise recht gesund. Weitaus schlimmer wäre es nämlich, der Organismus würde bei Überforderung überhaupt keine solchen wahrnehmbaren Warnsignale mehr aussenden, sondern bereits ganz dicht abgeschottet sein und nichts mehr »herauslassen«: Unter solchen Gefühls- und Kör-perpanzern haben viele zerstörerische Krankheiten die Chan-ce, sich still und heimlich auszubreiten. Diese Erkenntnis setzt sich auch zunehmend in der Krebsforschung durch.

PMS-Symptome können also eine Streßsituation deutlich machen, unter der die Frau die ganze Zeit hindurch steht – auch während der restlichen Zykluszeit –, die ihr aber sonst nicht so bewußt wird oder für die sie sonst genügend Aus-gleichs- und Abwehrmechanismen findet. In der prämen-struellen Phase genügen diese Ausgleichsversuche dann nicht mehr. Zusätzlich mit den Hormon-Ebben und -Fluten konfrontiert, zeigen die seelischen und körperlichen Schutzwälle Lücken oder brechen ganz zusammen.

In dieser Phase kommt es dann unter Umständen auch zu den Gefühlswallungen, die häufig als »Kontrollverlust« erlebt wer-den, weil die Frau sonst ganz anders mit ihren Emotionen um-zugehen gewohnt ist. Eigentlich hätte sie vielleicht die ganze Zeit Grund genug, reizbar, zornig, wütend, verzweifelt zu sein oder aggressiv zu werden. Sie verbietet sich das jedoch oft, weil sie »keinen Unfrieden stiften« will, und setzt statt dessen ihre »typisch weiblichen Tugenden« ein: Langmut, Geduld, Anpassungsfähigkeit (bis zur Selbstverleugnung). In der prämenstruellen Phase aber gelingt das alles nicht mehr, weil die Streßreize nun überhandnehmen: Die Frau kann sich nicht mehr »zusammenreißen«, sondern ihre Gefühle brechen aus ihr hervor.

Frauen, die sich für besonders friedfertig, ausgeglichen und gefühlskontrolliert halten und auf diese Eigenschaften Wert legen, fühlen sich von derartigen Ausbrüchen geradezu bedroht: als erlebten sie prämenstruell geradezu eine Persönlichkeitsveränderung.

In jeder Dr. Jekyll steckt jedoch eine Mrs. Hyde, und wir alle haben dunklere Seiten in uns oder sind weniger friedfertig und still, als unsere Rollen das von uns verlangen. In der vormenstruellen Phase kann es passieren, daß die unliebsamere (= unangepaßte) Seite zum Vorschein kommt. Sie ist im Prinzip ebenso »normal« wie das Persönlichkeitsbild, das wir sonst abgeben.

Eine Frau, deren unangenehmstes PMS-Symptom überbordende Gefühle sind, zahlt eventuell diesen Preis dafür, daß sie ihre heftigere Seite sonst allzu stark unter Kontrolle hält.

Wenn es sich jeweils nur um wenige Tage im Zyklus handelt, an denen die Frau »außer sich« gerät (wobei sie gleichzeitig auch besonders nah »bei sich« sein kann), mag es ihr genügen, sich dieser Zusammenhänge bewußt zu werden und fortan ihre Gefühlsausbrüche als etwas zu empfinden, das in dieser Phase eben zu ihr gehört.

Leidet sie jedoch über längere Zeiträume oder besonders schwer daran, kann sie auch Hilfe von außen in Anspruch nehmen, um mit ihren Gefühlsaufwallungen besser ins reine zu kommen: etwa bei psychosomatisch orientierten Ärztinnen, in einer Psychotherapie oder auch einer Frauen-Selbsthilfegruppe des örtlichen Frauenzentrums, in der sie sich mit Leidensgenossinnen austauschen und bessere Ventile für ihre Emotionen finden kann.

Mütter und PMS

Der Apfel fällt nicht weit vom Stamm – und das trifft oft auch auf den Monatszyklus zu: Töchter haben häufig ganz ähnliche Zyklusbeschwerden wie ihre Mütter. Zum Teil liegt das an Erbfaktoren, die mitbestimmen, welche Hormone in welchen Mengen produziert werden, ob eine Bindegewebsschwäche, Neigung zu Krampfadern und anderen Venenleiden, zu Wasseransammlungen in den Beinen bestehen und so weiter. Teils liegt es an Ernährungsgewohnheiten, die in der Familie üblich sind – etwa das Essen stark zu salzen, relativ wenig Flüssigkeit zu trinken, zu viel Zucker und Weißmehlprodukte zu essen –, die sämtlich eine Neigung zu PMS-Beschwerden noch verstärken können.

Ebenso wesentlich jedoch ist die seelische Einstellung zur Menstruation und allem, was damit zusammenhängt, die von den Großmüttern an die Mütter, von den Müttern an die Töchter weitergegeben wird. Und zwar lange bevor die Töchter schon richtig wissen, was los ist: Wenn Mama ihre Tage hat oder kurz davor ist, »weiß« das die ganze Familie, weil sie sich dann anders verhält als in der sonstigen Zeit. Sie muß vielleicht »wie ein rohes Ei« behandelt werden, hat Kopfschmerzen, braucht mehr Ruhe als sonst, ist gereizter, und die Kinder wie auch der Vater gehen ihr tunlichst aus dem Weg oder versuchen, besonders rücksichtsvoll zu ihr zu sein. Ein paar Tage später ist Mama dann wieder »ganz sie selbst« – bis sie im nächsten Monat wieder »komisch« wird.

Diese Signale periodischen Andersseins kommen bei Kindern frühzeitig an und prägen sich ihnen ein. Mädchen lernen darüber hinaus, daß dies etwas ist, das Jungen und Männer so nicht haben, und es verbindet sich in ihrem Unbewußten mit dem Bild der Weiblichkeit. Wenn sie dann ihre erste Menstruation haben, erfahren sie eine weitere Prägung: Wie die Mütter auf dieses Ereignis reagierten, bestimmt wesentlich mit, wie sie selbst ihre Menstruation und damit ihr ganzes Zyklusgeschehen betrachten.

Eine besonders emanzipierte Mutter, die sich »von der Biologie nicht unterkriegen lassen« will, gibt ihrer Tochter etwa die Einstellung mit auf den Weg: Bloß nichts anmerken lassen! Die Menstruation ist etwas ganz Normales, das schnell wieder vorbeigeht, und kein Grund, sich dabei oder vorher irgendwie krank zu fühlen. Die Tochter, die ihrer Mutter nacheifern und ihren Beifall bekommen will, »hat« dann eben keine Zyklusprobleme. Die Schwester, die im Widerstreit mit dem mütterlichen Vorbild steht, hat dafür vielleicht besonders große Schwierigkeiten – ein Akt unbewußter Auflehnung, der sich gerade da festmacht, wo Frauen Ähnliches erleben: »Ich bin aber nicht so wie du!«

Andere Mütter prägen ihren Töchtern schon von der ersten Menstruation an ein, daß sie vor und während ihrer »Tage« nun auch besonders schonungsbedürftig sein dürften (weil die Mütter selbst sich so empfinden). Schmerztabletten werden angeboten, auch wenn noch gar keine Krämpfe da sind – und prompt wartet die Tochter darauf, daß sie sich einstellen werden. Was sie dann natürlich tun: In der Psychologie heißt das

»eine sich selbst erfüllende Prophezeiung«. Reizbarkeit, Kopfweh, Launenhaftigkeit, Empfindlichkeit vor oder während der töchterlichen Menstruation werden gegenüber anderen Familienmitgliedern in Schutz genommen: »Nehmt es nicht krumm, sie hat eben (bald) ihre Tage!«

Ganz besonders in Familien, in denen auf gegenseitige Anpassung, Streitvermeiden, Folgsamkeit großer Wert gelegt wird (wobei auch beengte Wohnraumverhältnisse eine wichtige Rolle spielen können), lernen die Töchter rasch, daß sie sich mit ihren weiblichen Zyklusproblemen zumindest einmal im Monat eine Art Frei- und Schutzraum schaffen können: Sie dürfen dann ihr *Bedürfnis* nach Rückzug, Rücksichtnahme, Schonung, Zuwendung wenigstens periodisch ausleben. Und sie behalten diese innere Einstellung auch in ihrem Erwachsenenleben bei: Schließlich verschafft es ihnen durchaus manchen Vorteil.

Vertrackt daran ist, daß genau dieses Verhalten die Vorurteile gegenüber dem weiblichen Geschlecht, das einmal im Monat »kränkelt« oder »ausflippt«, weiter zementiert.

Andererseits: So zu tun, als sei die Zeit vor oder während der Menstruationsblutung ewas, das keinerlei Beachtung verdient, ist ebensowenig der Weisheit letzter Schluß. Denn tatsächlich passiert ja sehr viel im Körper und in der Psyche der (demnächst) menstruierenden Frau, das nicht einfach negiert werden kann und sollte: Es pflichtbewußt zu verdrängen, kann dann wieder andere Probleme schaffen, bis hin zum Wegbleiben der Menstruation (psychisch bedingte *Amenorrhö*).

Für viele Frauen mit PMS- (und Menstruations-)Beschwerden kann es hilfreich sein, die Beziehung zu ihrer Mutter einmal unter diesem Aspekt zu betrachten: Wiederhole ich das Frauenschicksal, das sie hatte? Oder will ich vielleicht genau ihr Gegenteil sein?

111

Wichtig ist auch, sich bewußt zu machen, welche Bedeutung und welchen – oft ganz praktischen – Wert die Symptome im einzelnen haben: Was würde an Zuwendung aus der Umgebung wegfallen, wenn es sie nicht mehr gäbe?

Prägungen aus der Kindheit und Jugendzeit reichen tief. Sie sind aber nicht unüberwindbar und unwandelbar. Die bewußte Entscheidung, einen Loslösungsversuch zu wagen und sich damit psychisch sozusagen auf eigene Beine zu stellen, kann schon der erste Schritt zur Besserung sein.

7. Der Fall ins Bodenlose

Depressionen nach Entbindung, Fehlgeburt und Schwangerschaftsabbruch

Eigentlich müßte sie jetzt eine glückliche junge Mutter sein. Ihre erste Tochter ist zwei Jahre alt. Vor drei Monaten wurde ihr zweites Wunschkind geboren: wiederum ein gesundes, sich gut entwickelndes Mädchen. Ihr Mann ist in beide Kinder vernarrt und kümmert sich um sie, so oft er irgend kann. Ihr Familienleben ist intakt. Und auch wenn sie als freie Journalistin wohl eine Zeitlang etwas kürzer treten muß als zuvor, braucht sie doch nicht um Aufträge oder einen Arbeitsplatz zu bangen.

Eigentlich müßte sie jetzt glücklich sein. Aber da sitzt sie in ihrer Wohnung und weint und weint und kann nicht aufhören. Freudlos stillt und wickelt sie ihr Neugeborenes, besorgt mechanisch den Haushalt, hockt am Spielplatz herum. In ihrem Kopf drehen sich die Gedanken und Schuldgefühle: So hat sie sich das alles nicht vorgestellt. Wäre sie eine gute Mutter, müßte es ihr doch viel besser gehen. Sie müßte vor Liebe überquellen, wenn sie ihre Kinder nur anschaut. Sie müßte die Mutterarbeit, die sie ja schließlich vom ersten Kind her schon gut kennt, locker schaffen. Tatsächlich aber fühlt sie sich völlig leer und erschöpft. Und manchmal ertappt sie sich sogar dabei, ihre Kinder nur mit Widerwillen zu berühren.

In solchen Momenten überfällt sie die Angst. Warum ist sie bloß so fertig? Was ist los mit ihr? Ob sie langsam verrückt wird?

Die junge Mutter, der es nach der Geburt des zweiten Kindes so miserabel ging, daß sie glaubte, schwer gemütskrank zu sein, heißt Carol Dix. Ihre Erfahrung machte sie unruhig und hellhörig. Immer wieder traf sie auf Frauen mit Babys im Arm, die ebensowenig fröhlich aussahen wie sie selbst, die in sich gekehrt waren, überängstlich, nervös, mit tiefen Ringen unter den Augen, schlaflos, hilflos, depressiv.

Es waren alleinstehende Mütter ebenso wie Familienmütter mit drei oder mehr Kindern. Ganz junge Mütter, Frauen um vierzig, berufstätige oder den Haushalt führende Mütter, Frauen verschiedener Bildungsgrade, Schichten und Hautfarben. Frauen mit besorgten »neuen Vätern« an ihrer Seite sowie Frauen, deren Männer sie mit den Kindern meist alleine ließen. Carol Dix erkannte, daß eines sie allesamt verband: die verzweifelte Erfahrung, nach der Entbindung nicht mehr »sie selbst« zu sein. Schon gar keine glückliche Mutter.

Postpartale Depression wird das Krankheitsbild genannt, über das die amerikanische Journalistin schließlich ein umfangreiches Buch schrieb.[1] Der Begriff bedeutet: Depression nach der Entbindung.

> Im medizinischen Sprachgebrauch wird heute oft auch von *postnataler* Depression gesprochen, also Depression *nach der Geburt*. Doch nicht das eben geborene Kind ist depressiv, sondern die Frau, die es zur Welt gebracht hat. »Postpartal« heißt: nach dem Weggehen, Abtrennen, Abteilen. Und genau das ist es, was die Frau beim Gebären tut: Sie trennt das Kind von sich ab. »Postpartal« bezieht sich auf die Frau, um die es hier geht. Deshalb soll im folgenden stets korrekt vom Zustand nach dem Entbinden, von postpartaler Depression, gesprochen werden.

In der Medizin wird dieser Zustand noch heute häufig verkannt. Erwartet wird allenfalls der »Heultag« – von amerikanischen Frauen treffend »Baby-Blues« genannt –, den praktisch alle Frauen etwa am dritten Tag nach der Entbindung durchmachen: ein seelisches Tief, das meist nur einen oder wenige Tage anhält und dann ebenso rasch wieder verschwindet, wie es gekommen ist. Zeitlich trifft es zusammen mit dem Einschießen der Muttermilch.

Statistisch gesichert ist außerdem, daß viele Frauen in der zweiten Woche nach der Entbindung psychisch leicht aus der Fassung zu bringen sind. Das wird von den Geburtshelfern jedoch meist gar nicht mehr recht wahr- und deshalb auch wenig ernstgenommen, weil die Frauen zu diesem Zeitpunkt gewöhnlich gerade die Entbindungsklinik verlassen. Und noch seltener erfährt die junge Mutter – oder gar schon die Schwangere bei der Vorbereitung auf die Geburt –, daß ein solcher depressiver, psychisch derangierter Zustand auch erst Wochen, ja Monate nach der Entbindung einsetzen und dann manchmal beängstigend lange Zeit anhalten kann.

Je länger die Entbindung zurückliegt, desto unklarer wird der zeitliche Zusammenhang mit ihr. Die Mutter ist dann verängstigt: Ein Baby-Blues, eine Wochenbett-Depression kann das doch wohl nicht mehr sein? Und auch die Ärztinnen und Ärzte der Frauen stellen dann häufig nicht mehr die richtige Diagnose »Postpartale Depression«. Sie sprechen statt dessen von nervöser Erschöpfung, benutzen die Verlegenheitsdiagnose »*vegetative Dystonie*«, verschreiben Tranquilizer. Und sie forschen nach, ob die Frau wohl früher schon einmal psychische Auffälligkeiten gezeigt hat: Vielleicht besitzt sie ja die Anlage zu einer Schizophrenie oder einer manisch-depressiven Gemütserkrankung, die jetzt eben ausgebrochen ist? Und die betroffene Frau fühlt sich nun nicht mehr bloß scheußlich und schuldig. Sie beginnt zu fürchten, sie sei tatsächlich »verrückt«.

Ein wesentlicher Grund dafür, daß die Ärzteschaft bei dieser psychischen Störung (noch) so manche Zuordnungs- und damit dann auch Behandlungsirrtümer begeht, liegt in der Medizingeschichte: Obwohl das Krankheitsbild »Postpartale Depression« bereits Mitte des 19. Jahrhunderts von dem französischen Arzt Louis Victor Marcé erstmals sehr ausführlich beschrieben wurde, verschwand der Begriff später wieder aus den medizinischen Fachbüchern. Erst in den siebziger und achtziger Jahren dieses Jahrhunderts wurde die postpartale Depression wieder als das erkannt und benannt, was sie tatsächlich ist: *ein Sonderfall seelisch-körperlichen Ungleichgewichts, der eng mit dem Gebären eines Kindes zusammenhängt und ganz gesondert von anderen psychischen Erkrankungen betrachtet werden muß.*

Um es mit den Worten des belgischen Psychosomatikers Prof. Piet Nijs auszudrücken: »Es geht um psychische Schwierigkeiten der im Grunde psychisch gesunden Frau.«[2]

Symptome der postpartalen Depression

Den »Heultag« nach der Entbindung machen praktisch alle Frauen, einen »Baby-Blues« beim Nachhausekommen aus der Klinik ebenfalls noch die meisten durch. Besonders zu erwarten sind diese psychischen Schwierigkeiten, manchen Medizinstatistiken zufolge, bei Frauen, die das erste Baby bekommen haben, bei solchen, die während ihrer Schwangerschaft starke Beschwerden hatten, und bei denjenigen, die kurz vor der Menstruation meistens sehr unter dem prämenstruellen Syndrom leiden (siehe dazu Kapitel 6).

Eine Wochenbett-Depression, die tatsächlich die ganze Woche oder mehrere Wochen lang anhält, auch wenn die junge Mutter längst nicht mehr das Bett hütet, ist schon weitaus seltener: »Nur« ein Viertel bis ein Drittel aller Frauen ist davon betroffen. Und eine postpartale Depression, die gar drei Monate oder länger anhält oder erst vergleichsweise spät einsetzt, betrifft gar »nur« etwa zehn bis zwölf Prozent der Frauen, die ein Kind bekommen haben. Manchmal sind ihre Symptome so schwer, daß sie als psychotisch eingestuft und klinisch behandelt werden müssen.

Zu den häufigsten Zeichen einer postpartalen Depression, die allerdings in ihrer Ausprägung und Dauer sehr unterschiedlich sein können, zählen die folgenden:

- plötzliche, scheinbar unerklärliche Weinkrämpfe oder untröstliches Weinen;
- starke Anlehnungs- und Trostbedürftigkeit (auch bei Frauen, die sonst immer alles »fest im Griff« haben);
- Müdigkeit, Schlappheit, Lethargie; die Frau kann sich zu nichts aufraffen;
- Appetitlosigkeit;
- Schwierigkeiten beim Stuhlgang (Verstopfung);
- Schlafstörungen (Ein- und Durchschlafprobleme, Überdrehtheit trotz großer Müdigkeit, Alpträume);
- Überängstlichkeit und starke Nervosität, damit verbundenes Zittern, Händeflattern, Herzrasen;
- Panik-Attacken (»Das schaffe ich nie!«);
- das Gefühl ständiger Überforderung, gerade auch dem Neugeborenen gegenüber;
- innere Abwehr gegen das Stillen oder Teilnahmslosigkeit dabei;
- Widerwillen gegen Hautkontakt mit dem Kind;
- Schuldgefühle, keine gute Mutter zu sein;
- Störungen im Körpergefühl und in der Selbstwahrnehmung (»Bin das wirklich noch ich?«);
- völlige sexuelle Lustlosigkeit.

Manchmal steigern sich die Abwehrgefühle, zusammen mit Zukunftsängsten und Schuldgefühlen, so stark, daß die Mutter sich heimlich wünscht, das Kind möge sich doch bitte in Luft auflösen oder am besten gar nicht erst geboren sein. Daraufhin hat sie dann natürlich noch mehr Schuldgefühle. Schwierigkeiten beim Abgrenzen von Traum und Wirklichkeit können sich einstellen, Realitätsverlust, manchmal auch Halluzinationen. Die depressive Grundhaltung dem Leben gegenüber kann so schlimm werden, daß die davon geplagte Frau sich mit Selbstmordabsichten trägt – nicht selten auch mit dem Gedanken, ihr Kind dann mit in den Tod zu nehmen, weil es auf diese Weise sicher besser aufgehoben sei als in diesem Leben.

Werden die Anzeichen der postpartalen Depression nicht rechtzeitig erkannt und abgefangen, kann der Druck im Einzelfall so stark werden, daß die Frau tatsächlich »durchdreht« oder völlig zusammenbricht.

Die hormonellen Bedingungen der postpartalen Depression

Die hormonelle Situation einer Schwangeren ist unvergleichbar mit jeder anderen Lebensphase. Ihr Körper produziert nun Substanzen, die er sonst nie herstellt (siehe hierzu auch Seite 44).

Sobald die Frau entbunden hat oder sobald die Schwangerschaft durch einen Abbruch, eine Fehl-, Früh- oder Totgeburt beendet wurde, ist plötzlich wieder alles ganz anders: Innerhalb weniger Stunden verändert sich ihre hormonelle Situation erneut beträchtlich.

Bei einem frühen Schwangerschaftsabbruch wird das »Nest« des Embryos, die hormonproduzierende Plazenta, zusammen mit der Gebärmutterschleimhaut abgesaugt oder ausgeschabt. (Verliert die Frau den Embryo ohne Eingriff von außen in dieser Frühphase, blutet dieses »Nest« von selbst mit ab oder muß anschließend ausgeschabt werden, damit keine Entzündung entsteht.)

In späteren Schwangerschaftswochen und -monaten hat die Plazenta bereits einen wesentlichen Teil der Östrogen- und Progesteronproduktion im Körper der Frau übernommen. Bei einer Fehl- oder Frühgeburt wird sie mit ausgestoßen. Und im normalen Schwangerschaftsverlauf löst sich die Plazenta während des Geburtsvorgangs ab und wird als sogenannte Nachgeburt »geboren« oder von ärztlicher Hand herausgeholt. Erst dann gilt die Entbindung als beendet.

Danach sackt natürlich der Blutspiegel aller Hormone, die von diesem Mutterkuchen produziert wurden, erst einmal rapide ab. Und auch die Hirnanhangdrüse reagiert auf die Meldung: »Schwangerschaft beendet!« Sie hört auf, so viel des Streßhormon-Anregers ACTH zu produzieren wie bisher. Die Schilddrüse drosselt ihre bisher hohe Thyroxinausschüttung. Vor allem die Östrogen- und Progesteronwerte sinken drastisch – kurzfristig sogar auf niedrigere Werte, als die Frau je vor ihrer Schwangerschaft erlebt hat.

In der postpartalen Phase muß der gesamte Organismus der Frau also Schwerstarbeit leisten, um sich der neuen Hormonsituation anzupassen.

Anders als beim »Heultag«, der allgemein auf den Hormon-Absturz nach der Entbindung zurückgeführt wird, ist der hormonelle Zusammenhang bei der verzögert eintretenden postpartalen Depression nicht mehr so leicht zu erkennen. Ähnlich wie bei einer Spätreaktion auf einen Allergie-Auslöser fällt es schwer, die Symptome und die Ursache(n) miteinander zu verbinden. Zudem haben Frauen mit besonders spät – also einige Wochen bis Monate nach der Entbindung – einsetzender Depression vorher in vielen Fällen keine auffälligen psychischen Veränderungen gezeigt, ja manchmal sogar kaum einen »Baby-Blues« gehabt: scheinbar also kein Grund, sich weiter Sorgen zu machen.

Dennoch muß natürlich auch ihr Organismus sich erst an die große Umstellung gewöhnen. Diese Gewöhnung wird ihm aber vielfach sehr schwergemacht: Ein Streßreiz folgt auf den nächsten.

Ein Beispiel, das vielen Frauen nur allzu bekannt vorkommen dürfte: Die junge Mutter kommt aus der Entbindungsklinik nach Hause, in der es für ihre Bedürfnisse viel zu hektisch und unpersönlich zugegangen ist (Pflegenotstand, Baby-Boom, überarbeitete Ärztinnen, Ärzte und Hebammen). Ihr Baby ist eher ein Quengel als ein Engel, schreit viel und schläft unruhig. Ihr erstes Kind ist knapp vier und in der Trotzphase; ihr Mann, obschon guten Willens, steckt mitten in einer schwierigen Arbeitsphase und hat wenig Zeit, ihr die Kinder abzunehmen. Alle Augenblicke sagen sich Verwandte und Freundinnen an, um das neue Baby zu sehen. Die junge Mutter schwankt zwischen Stolz und Streß, zwischen Ruhebedürfnis und dem Wunsch, mal rauszukommen. Ihr Leben ist geprägt von Kindergartenzeiten, Stillzeiten, Einkaufszeiten, Wasch-, Wickel-, Spiel-, Koch-, Putz-, Besuchsanforderungen…

Die Hirnanhangdrüse, nach der Entbindung ermattet erst einmal in einen Ruhezustand gesunken (sozusagen im Erholungsurlaub), reagiert nur sehr schlapp auf alle diese Aktivitätsreize und schüttet zu wenig ACTH aus – das Hormon, das seinerseits die Produktion der »Streßhormone« in den Nebennierenrinden ankurbeln soll. Und so bleiben diese Hormone aus. Jeder neuerliche Streßreiz bedrängt die Hirnanhangdrüse, wieder eine Botschaft nach mehr Streßhormonen auszusenden. Ohne Erfolg.

Und an irgendeinem Punkt ist die Hirnanhangdrüse dann

völlig überreizt, ja buchstäblich mit den Nerven fertig. Sie sendet unkontrollierte Impulse aus, die das ganze vegetative Nervensystem in Mitleidenschaft ziehen. Und da der Organismus dem keine regulierenden Hormone entgegenzusetzen hat, kann er die körperlichen und seelischen Auswirkungen dieser Überreizung nicht zügeln. Die Frau bekommt vegetative Beschwerden, ihr Herz rast, der Schweiß bricht ihr aus, ihre Hände fangen an zu zittern, sie leidet unter Angstattacken und hat irgendwann das entmutigende Gefühl: Aus diesem Teufelskreis komme ich nie wieder heraus.

Die Rolle der Schilddrüse

Bei manchen Frauen spielt auch die Schilddrüse eine entscheidende Rolle dabei, daß sich eine postpartale Depression entwickelt. Dieser wichtigen Drüse gelingt es mitunter nicht, nach der Entbindung zur Normalfunktion zurückzufinden. Schüttet sie weiterhin zu viel Schilddrüsenhormone aus, gerät das vegetative Nervensystem der Frau unter (zusätzlichen) Dauerstreß. Sie wird übernervös, hektisch, hat Ein- und Durchschlafprobleme und fühlt sich dem ohnehin schon beträchtlichen Streß mit dem Neugeborenen noch weniger gewachsen.

Bei anderen wiederum bleibt die Schilddrüse zu träge und produziert viel zu wenig Thyroxin. Diese Frauen finden dann nach der Entbindung gar nicht mehr aus ihrer Lethargie heraus; die Haut wird stumpf, die Haare fallen aus, ihre Bewegungen verlangsamen sich, der Lebensmut schwindet.

Diese Funktionsstörung der Schilddrüse steht zwar selten im Zusammenhang mit dem »Baby-Blues« ein paar Tage nach der Entbindung, kann aber die späte postpartale Depression mitverursachen oder sogar ihr wichtigster Auslöser sein.

Der Schlafentzug

Ein weiterer wichtiger Faktor dafür kann der ständige Schlafentzug sein, mit dem viele stillende Mütter zu kämpfen haben, dazu natürlich auch solche, deren Baby häufig weint und schreit oder kränkelt.

Aus der Schlafforschung ist bekannt, daß unser Schlaf in verschiedenen Phasen verläuft: Normalerweise fallen wir rasch nach dem Einschlafen in eine Tiefschlafphase. Nach ungefähr anderthalb Stunden tauchen wir daraus wieder auf und gleiten in eine Phase leichteren Schlafs hinein, in der wir träumen. Weil sich dabei die Augen bei geschlossenen Lidern rasch hin- und herbewegen, wurde diese Phase auch REM-Phase genannt (von englisch *Rapid Eye Movements* = rasche Augenbewegungen). Weitere 60 bis 100 Minuten später überkommt uns wieder tiefer Schlaf. Dann beginnt erneut eine Traumphase und so weiter. Je nach gesamter Schlafdauer durchlaufen wir pro Nacht vier bis sechs solcher Phasen.

·Vorausgesetzt natürlich, wir werden nicht ständig in der einen oder anderen Phase geweckt!

Für unsere geistige, seelische und körperliche Gesundheit scheinen vor allem die REM-Phasen besonders wichtig zu sein, in denen sich das Gehirn vom Tagesmüll der tausend Reize durch Träumen zu befreien sucht. Experimente in Schlaflabors ergaben, daß allnächtliches Aufwecken in diesen Phasen schon nach wenigen Tagen zu erheblichen Beschwerden führt – bis hin zu wahnhaften Angstattacken und Halluzinationen. Aber auch das ständige Unterbrechen der Tiefschlafphase erwies sich als gesundheitsschädigend, wenn es häufig geschah. Vor allem die sogenannte zirkadiane Rhythmik des Organismus – seine Tag-Nacht-Rhythmen, denen alle Stoffwechselprozesse und auch die Tätigkeit der Drüsen unterworfen sind – gerät dadurch nachhaltig durcheinander.

Opfer mangelhaften Schlafs sind fast alle Mütter, die gerade ein Kind bekommen haben. Auch wenn die postpartale Depression nicht ausschließlich dadurch verursacht wird (und so etwas unter strengen Wissenschaftsbedingungen im Schlaflabor zu erforschen, ist natürlich aus ethischen Gründen nicht möglich), kann Schlafentzug doch der entscheidende Auslöser sein.

> Bekommt der weibliche Organismus also in den Wochen und Monaten nach der Entbindung einfach keine Chance, in Ruhe ein neues Gleichgewicht aufzubauen, schaukeln sich die Störungen in den verschiedenen Systemen nach und nach gegenseitig auf. Ein scheinbar winziger Anlaß kann dann genügen, um den Zusammenbruch herbeizuführen.

Das Wichtigste dabei: Der *Zusammenhang mit der Schwangerschaft und ihrem Ende* darf nicht aus dem Auge verloren werden. Eine Frau, die unter spät einsetzender postpartaler Depression leidet, ist keineswegs »verrückt« oder eine »schlechte Mutter«. Und selbst wenn sie im Extremfall Anzeichen einer Psychose zeigt – was nach englischen Statistiken etwa einer Mutter unter tausend widerfährt[3] –, ist sie deshalb nicht in ihrer Grundstruktur psychotisch. Sie reagiert lediglich extrem auf eine extreme Belastungssituation.

Die psychischen und sozialen Ursachen der postpartalen Depression

Schwangerschaft bedeutet eine psychosoziale Beziehung zwischen Mutter und Kind, die von der Mutter her überhaupt erst aufgebaut werden muß. Werdende Mütter, die sich uneingeschränkt auf ihr Kind freuen können, haben es vergleichsweise am leichtesten, diese Beziehung zu knüpfen; anderen kann das aus vielfältigen Gründen eher schwerfallen oder sogar unmöglich sein. Auch der Verlauf der Schwangerschaft selbst, die damit für die einzelne Frau zusammenhängenden Gefahren und Beschwerden können dabei eine Rolle spielen.

Mit der Geburt des Kindes tritt die Mutter-Kind-Beziehung in eine entscheidende Phase ein: Nicht nur das Neugeborene muß sich nämlich von der Mutter, sondern auch die Mutter von ihrem Kind abnabeln. Was vorher ein untrennbarer Teil von ihr selbst war, wird nun zu einem ganz eigenständigen Wesen – das allerdings nach wie vor sehr von der Mutter abhängig ist. Es ist nicht mehr »sie selbst«, aber auch noch nicht ganz »es selbst«. Die Mutter hat nun eine immense *Integrationsleistung* zu erbringen, wie die Kölner Gynäkologin und Psychoanalytikerin Dr. Barbara Fervers-Schorre es nennt: Sie muß loslassen – ohne wegzuschubsen. Sie muß Fürsorglichkeit entwickeln – ohne überbeschützend zu sein und das Kind in seiner freien Entfaltung zu behindern. Sie muß die Rolle der Schwangeren aufgeben und die Rolle der Mutter übernehmen. Sie muß für das abhängige neue Lebewesen da sein, ohne ihr eigenes Ich aufzugeben.

Und sie muß außerdem auch einen *Verlust* verarbeiten. Ihr seelisch verankertes Körperbild von sich selbst hatte dem wachsenden Leben einen wichtigen Platz eingeräumt; nun ist dieser Platz leer, und das neue Körperbild muß erst entstehen.

Es ist jedoch nicht das gleiche, das sie einstmals hatte, bevor sie schwanger war (vor allem, wenn dieses Kind ihr erstes ist). Zu viel hat sich in und an ihrem Körper durch Schwangerschaft und Entbindung verändert. Sie kann also nicht einfach in ein gewohntes Körperbild zurückschlüpfen, sondern muß ein ungewohnt neues in sich formen: das der Frau, die geboren hat, in deren Brüsten sich Milch bildet, deren Gebärmutter sich erst wieder zusammenziehen muß und so weiter.

In den meisten Fällen haben sich auch ihre sexuellen Empfindungen gegenüber früher verändert. Stillen kann ihr sexuelle Lust bereiten, die sie vielleicht als ungehörig, als furchteinflößend empfindet. Dabei ist diese Empfindung nur natürlich, denn beim Stillen werden die Lustzentren im Gehirn angeregt – und die können nun einmal, rein funktionell gesehen, nicht unterscheiden, wer denn da lustvoll an der Brust saugt: Kind oder Mann? Andererseits hat sie noch eine Weile das Gefühl, in ihrem Genitalbereich sehr verletzlich, (allzu) offen und strapaziert zu sein. Ihr Mann wird ihr zumeist eine »Schonzeit« zugestehen, hat aber auch seine eigenen Wünsche nach Lust und Liebe. Und er ist nicht selten insgeheim eifersüchtig auf das Kind, das so viel Nähe und Zärtlichkeit bekommt, während er selbst zurückstehen soll.

Die Mutter muß also auch ihre Sexualität neu ordnen, muß die Bedürfnisse ihres Partners, ihres Kindes und ihre eigenen integrieren. Und sie muß sich auch über die Empfängnisverhütung neue Gedanken machen: Das Stillen schützt sie schließlich nicht vor erneuter Schwangerschaft, auch wenn das häufig angenommen wird. Auch das ist eine Mehrbelastung, die oft unterschätzt wird.

Mutterrolle und Erwartungsdruck

Neben diesen vielfältigen anstrengenden Prozessen der Umorientierung im persönlichen Bereich ist die Mutter außerdem noch mit einem weiteren Streß konfrontiert: dem hohen gesellschaftlichen Erwartungsdruck an sie als Mutter.

Von jungen Müttern – ob sie nun an Jahren wirklich jung sind oder nicht – wird erwartet, daß sie nach der Entbindung vor allem glücklich sind: Haben sie doch gerade gesundes neues Leben in die Welt gesetzt! (Nur wenn es nicht so gesund ist oder wenn die Frau gar eine Totgeburt erlitten hat, »darf« sie eine Weile sorgenvoll und traurig sein.) Es wird erwartet, daß sie ihr Kind augenblicklich lieben – als sei Liebe nicht auch etwas, das sich erst allmählich entwickelt. Es wird erwartet, daß sie gerne stillen – denn schließlich ist das so ungemein wichtig fürs Kind.[4] Es wird erwartet, daß sie froh sind, mal eine Weile nicht arbeiten gehen zu müssen. Es wird erwartet, daß sie eine Zeitlang gern auf eigene Interessen verzichten – das Lächeln des Babys sei doch die größte Belohnung, die alles wieder wettmache, heißt es dann oft.

Erwartet wird von den Müttern außerdem, daß sie bestens über Kindererziehung Bescheid wissen. Ja, es wird geradezu angenommen, daß sie mit angeborenem Mutterarbeitsinstinkt ausgestattet sind, der sie befähigt, stets richtig für das Neugeborene zu sorgen. Als »richtig« gilt dabei, was die gerade herrschende Säuglingspflege- und Kindererziehungsmode vorschreibt...

> Gleichgültig, was die junge Mutter tut und wie sie sich im Konfliktfall entscheidet – sie kann nur in einem ganz sicher sein: Wie sie's macht, ist's verkehrt. Immer wird jemand kommen und ihr erklären, was sie alles falsch macht und was sie besser machen sollte, um eine »gute Mutter« zu sein.

Mutterschaft muß in unserer Gesellschaft unter Bedingungen gelebt werden, die in weiten Teilen alles andere als mütter-, kinder-, familienfreundlich genannt werden können. Gleichzeitig wird den Müttern jedoch suggeriert, sie hätten es weitgehend selbst in der Hand, wie ihr Leben (und damit auch das ihres Kindes) organisiert ist. Erweist sich dann, daß sie dem Doppeldruck von Erwartungshaltungen und schlechten Bedingungen nicht gewachsen sind, wird ihnen das als »persönliches Versagen« ausgelegt.

Mutterschaft, so scheint es, ist ohne Schuldgefühle und Versagensängste gar nicht denkbar. Selten wird die angehende Mutter aber darauf vorbereitet, wie sie den Schuldgefühlen begegnen soll, die unweigerlich auf sie zukommen werden. Ganz im Gegenteil: Es wird frühzeitig dafür gesorgt, daß sie sie als selbstverständlich ansieht. Schon während der Schwangerschaft steht sie ja unter dem Druck, bloß nichts falsch zu machen, um dem werdenden Leben nicht zu schaden. So lange das Kind in ihr wächst, wächst auch ihr Schuld-Bewußtsein. Ist das Kind auf der Welt, hat sie ihre Bereitschaft, sich Schuldgefühle zu machen, bereits verinnerlicht.

Nagende Schuldgefühle sind ein wesentliches Charakteristikum jeder postpartalen Depression. Und sie werden eben dadurch noch verschärft, daß die Mutter sich so hilflos und depressiv, so wenig liebevoll oder gar überströmend ihrem Kind gegenüber fühlt: Nicht genug, daß sie das alles nicht schafft, wie sie sollte. Nun fühlt sie sich auch noch schuldig, weil sie so depressiv ist – ausgerechnet in dieser frühkindlichen Entwicklungsphase, die für das Kleine doch so prägend sein soll. Ob sie es vielleicht dadurch fürs Leben schädigt?!

Für psychosomatisch orientierte Ärztinnen und Ärzte ist die gesamte Situation, in der sich die eben gewordene Mutter befindet, eine *Reifungskrise, wie sie im Buche steht.* (Nur eben leider noch längst nicht in genug Büchern, die auf Schwangerschaft und Geburt vorbereiten sollen.) Diese Reifungskrise zu bewältigen, alle erforderlichen Integrationsleistungen zu erbringen, unter dem selbstgestellten und gesellschaftlich herangetragenen Erwartungsdruck nicht zusammenzubrechen – das ist schon für Frauen eine immense Aufgabe, die immer schon am liebsten Mutter sein wollten und zu ihren eigenen Müttern, ihren Vor-Bildern darin, auch ein von Zuneigung und Respekt getragenes Verhältnis haben.

Sie ist aber um so schwerer zu bewältigen, je weniger eine Frau als Mutter noch das Gefühl hat, sie selbst zu sein. »Was ich in der aktuellen Situation nicht wahrnehmen konnte«, schreibt dazu Carol Dix, »war, daß durch das zweite Kind meine Freiheit unverhältnismäßig stark beschnitten, mein selbstentworfenes Bild von Mutterschaft ruiniert und, in der Konsequenz, mein ganzes Selbstbild schief geworden war... Da saß ich nun, nach all dem Revoltieren und den Bemühungen um einen radikal anderen Lebensstil, und war im Endeffekt doch genau wie meine Mutter geworden. Meine frühere Identität war nur eine Fälschung gewesen. Ich hatte keine Identität. Ich war ein Niemand.«[5]

Das große Schweigen

Daß eine Schwangerschaft für die Frau Anpassungsschwierigkeiten mit sich bringen kann, versteht sich sozusagen von selbst. Seelische Besonderheiten von Frauen, die sich unter diesen *anderen Umständen* befanden, wurden schon zu Zeiten als etwas ganz Natürliches akzeptiert, als man von Hormonen noch keine Ahnung hatte: Eine Schwangere hatte immer so etwas wie »Närrinnenfreiheit«.

Nur neun Monate später macht die Frau zum zweiten Mal eine drastische hormonelle, psychische und soziale Umstellung durch. Diesmal jedoch kann sie nicht mit einer gesellschaftlich verankerten Nachsicht rechnen. Spätestens wenn sie aus der Klinik kommt, soll sie in ihrer neuen Rolle »funktionieren«. Das erwarten andere von ihr, und das erwartet sie auch selbst von sich.

Eine postpartale Depression paßt natürlich nicht in dieses Bild. Sie wird als Versagen empfunden, als peinlich und demütigend. Und wenn die Frau schließlich irgendwann wieder daraus auftaucht, versucht sie, diese scheußliche Phase so rasch wie möglich zu vergessen. Zu dem psychischen und körperlichen Leiden selbst kommt also noch ein weiterer Leidensdruck: sich darin sehr einsam zu fühlen.

»Ich weiß, daß ich nicht die einzige bin, die geschwiegen hat«, berichtet Carol Dix. »Die meisten Frauen, die irgendeine Form von postpartaler Depression durchmachen, sind nicht nur isoliert in ihrem Leiden, sondern verdrängen und verleugnen auch später, daß diese Depression existiert.«[6]

Aus der psychoanalytischen Forschung wissen wir, daß gerade das, was tabuisiert und nie richtig sichtbar gemacht wird, sich besonders heimtückisch auf Seele und Körper auswirken kann. Je mehr etwas mit Schweigen zugedeckt und abgewehrt wird oder werden muß, desto unfreier macht es, und desto mehr verstärkt es Versagens-, Schuld- und Angstgefühle.

Widerstreitende Empfindungen nach einem Schwangerschaftsabbruch

Mit der Reifungskrise alleingelassen, die ein Schwanger-schaftsabbruch bedeutet, fühlen sich auch viele der rund 100 000 (oder mehr) Frauen, die pro Jahr allein in Deutschland eine Abtreibung vornehmen lassen. Sie müssen zum einen ebenfalls die hormonellen Umstellungen durchmachen, die mit jeder Schwangerschaft – auch wenn sie nur wenige Wochen gedauert hat – verbunden sind. Zum anderen werden sie oft von heftigen, einander widerstreitenden Gefühlen gebeutelt. Vor dem Abbruch müssen sie zu einer Entscheidung über sich selbst, den Embryo, ihre ganze Lebens-, Berufs- und Partner-schaftssituation gelangen, die alles andere als leicht zu treffen ist. Nach dem Abbruch mischt sich dann Erleichterung dar-über, daß nun erst einmal »alles überstanden« ist, mit Trauer, daß es so hat kommen müssen.

Schuldgefühle, den Tod eines werdenden Lebens verursacht zu haben, wechseln mit Zorn, Enttäuschung, Hilflosigkeit an-gesichts der Umstände, die diese Entscheidung für die Frau unumgänglich erscheinen ließen. Einsamkeit, weil der Erzeu-ger des Kindes sie verlassen oder ihr nicht zur Seite gestanden hat, Demütigungen, die sie vielleicht während der Beratungs- und Abtreibungsprozedur erlebt hat, Wehmut und Schmerz, Trotz und Selbstbehauptungswille vermengen sich: Keine Frau – auch wenn das von Abtreibungsgegnerinnen und -geg-nern diffamierend oft behauptet wird – geht seelisch völlig un-berührt aus dieser Erfahrung hervor.

Psychische Verstörtheit, so fand etwa die Endokrinologin und Psychoanalytikerin Prof. Ortrud Jürgensen[7] in Studien an Frau-en heraus, die einen Schwangerschaftsabbruch hinter sich hat-ten, ist sehr häufig und geht sehr tief. Auch ihr Kollege, Prof. Pe-

ter Petersen – einer der wenigen bundesdeutschen Ärzte, die seit
vielen Jahren öffentlich und nachdrücklich für die Fristenlösung
statt des jetzigen Paragraphen 218 eintreten – attestiert den betroffenen Frauen eine »emotionale Belastung (...), die sich vor
allem in Depressionen äußert, die bis zum Selbstmordgedanken
gehen können, in schweren Selbstwertkrisen, in Beziehungs-
störungen und in (...) psychosomatischen Veränderungen.«[8]

Nach seinen Erfahrungen und denen vieler seiner Kolleginn-
nen und Kollegen durchläuft die Frau, die abgetrieben hat, bei
der Verarbeitung dieses schmerzlichen Erlebnisses vier Phasen:

- In der ersten wehrt sie, gewissermaßen aus Selbstschutz, das
  Bewußtsein ab, für einen Tod mitverantwortlich gewesen zu
  sein;
- in der zweiten kommt die emotionale Erschütterung;
- danach folgt eine dritte Phase der inneren Leere;
- erst in der vierten kann sie sich an die Todeserfahrung
  annähern und das Geschehene betrauern und verarbeiten.

Wird sie in dieser Krise alleingelassen, passiert es leicht, daß
ihr Organismus auf die große seelische Belastung mit einer
körperlich spürbaren Störung reagiert: zum Beispiel mit heftigen Menstruationsbeschwerden, wie sie sie vorher nicht hatte,
oder anderen Symptomen eines Ungleichgewichts, das ober-
flächlich betrachtet »nur« hormonell bedingt sein könnte.

Erscheint sie mit solchen Beschwerden dann beim Gynäkologen bzw. bei der Gynäkologin, wird der Zusammenhang mit
dem Schwangerschaftsabbruch – falls er noch nicht allzulange
her ist – zwar meistens richtig gedeutet. Aber das heißt noch
nicht, daß die richtigen Schlüsse daraus gezogen werden. Viele Ärztinnen und Ärzte vermuten eher eine rein körperliche
Wechselwirkung (bei dem Abbruch muß wohl irgend etwas
schiefgegangen, nicht richtig gemacht worden sein) – und zwar
um so eher, wenn sie selbst Schwangerschaftsabbrüchen ab-

lehnend gegenüberstehen: Die Psyche der betreffenden Frau interessiert sie dann nämlich weniger als die moralischen und ethischen Fragen des Abbruchs.

Die psychosomatisch erkrankte Frau kann von diesen Medizinerinnen und Medizinern allenfalls somatische = körperliche, aber keine psychische Hilfestellung erwarten. Ihre eigentlichen Probleme bleiben also ungelöst.

Hormone und Psyche nach Abgang und Fehlgeburt

Nach neuen medizinischen Schätzungen erleben ungefähr 80 Prozent[9] aller Frauen, die schwanger geworden sind, einen frühzeitigen Abgang: Die befruchtete Eizelle hat sich nicht richtig einnisten können und geht dann – oft unbemerkt – mit der nächsten Menstruationsblutung ab (die eigentlich keine solche, sondern eben ein Abgang ist). Oder es passiert, daß der winzige Embryo im ersten oder zweiten Schwangerschaftsmonat zugrunde geht und mit einer Blutung ausgestoßen wird: eine Art Vorsichtsmaßnahme der Natur, die auf diese Weise verhindert, daß ein geschädigter Embryo weiter ausgetragen wird. Manche Frauen können auch trotz aller Vorsichtsmaßnahmen und monatelanger strengster Ruhe nicht verhindern, daß sie eine Fehlgeburt erleiden, bevor das Ungeborene gerettet und am Leben erhalten werden könnte.

All diesen Frauen widerfahren die gleichen hormonellen Umstellungen, die mit jeder Schwangerschaft verbunden sind (je früher der Abgang geschieht, desto weniger kraß). Ist die Schwangerschaft zu Ende gegangen, obwohl die Frau das Kind gerne gehabt hätte, erlebt sie Wechselbäder folgender Gefühle: Schmerz und Trauer, Zorn und Auflehnung (»Warum gerade ich?!«), tiefe Niedergeschlagenheit und bemüht optimistische Entschlossenheit, es noch einmal zu versuchen, bis es mit dem Kind endlich klappt.

Neben der großen Enttäuschung, daß dieses Kind nun doch nicht hat leben dürfen, auf das sie sich gefreut hatte, überfällt sie auch ein verstörendes Minderwertigkeitsgefühl: Infertil zu sein, also unfähig zum Austragen eines Kindes, ist ein demütigender Schlag für ihre Weiblichkeit, vor allem, wenn es mehrmals passiert. Bange Sorge stellt sich ein: Ob es wohl je klappen wird? Oder ob sie – und ihr Partner! – etwa kinderlos bleiben müssen?

Und so hofft sie anschließend allmonatlich, daß sie es diesmal schaffen, diesmal ihre »Tauglichkeit als Frau« unter Beweis stellen wird. Und sie starrt wie hypnotisiert auf jede Unregelmäßigkeit ihres Zyklus, jedes Anzeichen einer Schwangerschaft, und nach der nächsten Empfängnis auf jedes Symptom, daß wieder etwas schiefgehen könnte. Ein psychischer Druck, dem selbst die stabilsten hormonellen Regelkreise nicht gewachsen sein können – und eine geistig-seelische Angespanntheit, die eine schon angelegte depressive Stimmungslage noch verschlimmern kann.

Zum einen setzen also die Hormonumstellungen selbst der Frau sehr zu. Zum anderen macht ihr aber auch *die Art und Weise, wie die Schwangerschaft zu Ende gegangen ist*, schwer zu schaffen. Und jedes solcher Wechselbäder der Gefühle hinterläßt körperliche sowie seelische Spuren. Schuld- und Versagensempfindungen schlagen sich nicht nur in ihren Stimmungen, sondern auch in ihren hormonellen Regelkreisen nieder: ein Rückkoppelungssystem, aus dem leicht ein Teufelskreis werden kann.

Gelegentlich findet die betroffene Frau aus eigener Kraft nicht mehr aus dieser Krise heraus und gleitet in eine echte Psychose oder eine sogenannte *endogene* (= von innen her verursachte) *Depression*, die dann entsprechende psychiatrische bzw. medikamentöse Hilfe nötig macht.

Gelegentlich werden auch Hormontherapien angeraten, die der Frau beim Überwinden der depressiven Zustände nach Entbindung, Fehlgeburt, Abgang, Schwangerschaftsabbruch helfen sollen. Über den Sinn solcher Behandlungen wird in Kapitel 11 diskutiert.

8. Die große Leere

Hormone und Psyche nach der Gebärmutter-Operation

Mehr als ein Drittel – gelegentlich heißt es auch: fast die Hälfte – aller Frauen in den USA, die ihr 44. Lebensjahr erreicht haben, haben keine Gebärmutter mehr, etwa die Hälfte von ihnen auch keine Eierstöcke. Über eine halbe Million Mal wird diese Operation jährlich in den Vereinigten Staaten durchgeführt. Für jede Amerikanerin stehen die Chancen 50:50, daß sie irgendwann in ihrem Leben einen wichtigen Teil ihrer Fortpflanzungsorgane herausoperiert bekommt.[1]

In der Bundesrepublik sieht es nicht ganz so schlimm aus, aber immer noch schlimm genug: Hier hat ungefähr jede sechste Frau über 35 keine Gebärmutter mehr.[2] Schätzungen zufolge – es gibt dazu keine exakten Zahlen – werden alljährlich etwa 150 000 Frauen von diesem Organ »befreit«. Dem Einsatz vieler Kritikerinnen dieses Zustands, allen voran der Gynäkologin Dr. Barbara Ehret-Wagener,[3] ist es zu danken, daß dieser Trend in den letzten Jahren etwas abgenommen hat. Doch immer noch wird zu häufig operiert.

Die Gebärmutter-Entfernung, medizinisch *Hysterektomie* genannt, ist Spitzenreiterin aller gynäkologischen Operationen. Werden gleichzeitig oder »nur« die Eierstöcke mit herausgenommen (außerdem die Eileiter, die Eierstöcke und Gebärmutter verbinden), spricht man medizinisch von einer *Ovariektomie*: dem Entfernen der Ovarien. Der durchaus nicht immer (frauen-)freundliche Volksmund, aber leider auch so manche unsensiblen Medizinerinnen und Mediziner nennen das dann eine »Totaloperation«.

Unmittelbar nach der Operation erleben praktisch alle Frauen, denen die Eierstöcke herausoperiert wurden, sowie viele Frauen, denen »nur« die Gebärmutter entfernt wurde, ein seelisches Tief, das dem Baby-Blues nach einer Entbindung nicht unähnlich ist. Das wird von den Ärztinnen und Ärzten als »nachoperative Depression« bezeichnet, die ganz normal und weiter nicht beunruhigend sei. Sie hat unter anderem auch gewichtige hormonelle Gründe (siehe unten).

Damit jedoch nicht genug: Viele Frauen – die Zahlenangaben schwanken zwischen 10 und 30 Prozent – geraten eine ganze Zeit nach der Operation in einen depressiven Zustand, den sie sich überhaupt nicht erklären können. Je mehr Monate oder gar Jahre die Hysterektomie zurückliegt, desto mehr verwischt sich ein möglicher Zusammenhang mit diesem einschneidenden Eingriff. Die Frauen laufen dann von Arzt zu Arzt, bekommen Tranquilizer oder Antidepressiva verschrieben, nehmen Herzstärkungsmittel, Aufputschmittel, Abführmittel (denn oft leiden sie auch unter Verstopfung). Sie fühlen sich seelisch und körperlich schlecht – und das obwohl es ihnen nach der Beseitigung ihrer erkrankten Organe, Quelle ständiger Beschwerden, doch eigentlich viel besser gehen müßte.

Sind es die Hormone, die ihnen so übel mitspielen? Ist es ihre Psyche, die den Eingriff nicht verkraftet hat? Oder beides zusammen?

Die hormonellen Bedingungen nach einer Gebärmutterentfernung

Was sehr viele Frauen nicht wissen und manche Ärztinnen und Ärzte nicht zur Kenntnis nehmen, obwohl die medizinischen Forschungen hierzu keineswegs mehr brandneu sind: Die Gebärmutter ist keineswegs ein »nutzloses« Organ, sobald die Frau ihre Familienplanung abgeschlossen hat und/oder bereits in die Wechseljahre gekommen ist. Sie erfüllt im Gesamtorganismus vielmehr eine Reihe wichtiger Aufgaben – zum Teil unabhängig von der Fortpflanzungsfähigkeit, zum Teil mit ihr verbunden:

- Die Gebärmutterschleimhaut produziert einen Teil der körpereigenen *Beta-Endorphine.* Das sind Substanzen, die auch im Gehirn gebildet werden und eine dem Morphium ähnliche Wirkung haben: Sie steigern das Glücksempfinden (das Hochgefühl nach erschöpfendem, aber Freude bereitendem Sport hängt u.a. mit ihnen zusammen); sie blocken Schmerzen ab (und ermöglichen der Person dadurch, trotz einer Verletzung zu fliehen oder anzugreifen), und sie beeinflussen ganz allgemein das Wohlbefinden.
  Wird die Gebärmutter entfernt, fehlt der betreffenden Frau anschließend ein Teil ihrer sonst vorhandenen Endorphine. Ob dieser Verlust später anderswie, etwa vom Gehirn, ausgeglichen wird, ist noch nicht genügend erforscht.

- Der Muttermund (die Zervix), das in die Scheide hineinragende Ende der Gebärmutter, produziert *Prostaglandine.* Diese hormonähnlichen Substanzen wurden so genannt, weil sie zuerst in der Prostata, der männlichen Vorsteherdrüse, entdeckt und für rein männliche Vermittlerstoffe gehalten wurden. Inzwischen hat man herausgefunden, daß Frauen sie genauso reichlich bilden wie Männer und sie für den weiblichen Organismus auch eine besondere Rolle spielen: Sie sind am Auslösen der Wehen beteiligt. Prostaglandine wirken u.a. auf den Blutdruck ein, erhöhen oder senken die Gewebespannung in der glatten Muskulatur – unter anderem in der Gebärmutter –, wirken auf das Gehirn ein, indem sie beispielsweise Schmerzempfindungen vermitteln, und mobilisieren den gesamten Fettstoffwechsel.
  Wird die Gebärmutter entfernt, fehlt der Frau wiederum ein Teil ihrer natürlichen Prostaglandine. Da sie normalerweise

mit dem Venenblut in die Eierstöcke gelangen, ist anzuneh-
men, daß sie auch dort – bislang unerforscht – Aufgaben zu
erfüllen haben. Ihr Fehlen beeinflußt also höchstwahrscheinlich auch die Eierstockfunktionen. Doch auch darüber
ist noch sehr wenig bekannt.

• Der Muttermund produziert den sogenannten *Zervix-
schleim*. Neben einem Sekret aus der Scheideninnenwand ist
dieser Schleim dafür zuständig, die Scheide der Frau feucht
und gesund zu halten. Hat die Frau Lust auf körperliche Liebe, steigt die Schleimproduktion an.
Wird die Gebärmutter entfernt, geht auch ein Teil dieser
natürlichen Feuchtigkeit verloren. Eine zu trockene Scheide
aber ist nicht nur krankheitsanfälliger, sondern kann der
Frau auch die Lust am Sex verleiden.

• Der Muttermund besitzt zahlreiche *Nervenendigungen*, die
bei Berührung Lustgefühle vermitteln können. Viele Frauen
spüren auch beim Orgasmus, wie sich ihre Gebärmutter wel-
lenartig zusammenzieht, was ihnen ein besonders schönes
Gefühl vermittelt.
Wird die Gebärmutter entfernt, fallen diese lustvermitteln-
den Reize fortan weg. Die Frau – manchmal auch ihr Partner – spürt unter Umständen sehr deutlich, daß ihr etwas
Wichtiges fehlt. Und das ist ja auch so.

• Die Gebärmutter produziert *Substanzen, die die Funktionen
der Eierstöcke anregen und/oder in Gang halten*. Welche
das im einzelnen sind und was sie genau zu tun haben, ist
noch nicht erforscht; es steht jedoch fest, daß bei vielen
Frauen – die Endokrinologin Dr. Winnifred B. Cutler spricht
sogar von 50 Prozent[4] – nach einer Gebärmutterentfernung
die Eierstockfunktion nie mehr richtig in Gang kommt,
selbst wenn die Frauen noch ziemlich jung sind.

Unmittelbar nach der Operation sinkt der Spiegel wichtiger Hormone im Blut der betroffenen Frau meßbar stark ab: Es kreisen deutlich weniger Östrogene, Progesteron, Testosteron und Androstendion (ein Testosteron-Abkömmling) in ihrem Körper. Und auch die Ausschüttung der Hormone, die von Hypothalamus und Hirnanhangdrüse in Gemeinschaftsarbeit produziert und reguliert werden, nämlich FSH und LH, ändert sich abrupt.

Nach einer Entfernung der Eierstöcke, dieser wichtigen Hormonproduzenten, wissen die Patientinnen in aller Regel, daß ihnen fortan ein wesentlicher Teil ihrer Geschlechtsorgane fehlen wird. Ihre Operateure klären sie vorher darüber auf – wenn nicht, begehen sie damit einen groben Kunstfehler! –, und es wird anschließend über die Möglichkeit einer Hormon-Ersatz-Therapie gesprochen.

Bei einer Gebärmutterentfernung jedoch, die noch wesentlich häufiger vorgenommen wird als das Herausoperieren der Eierstöcke, fallen die Frauen häufig ganz unvorbereitet in das seelische und körperliche Tief des Hormon-Absturzes. Und selten wird ihnen erklärt, daß ihr ganzer Körper und auch ihre Psyche noch lange von dieser Operation in Mitleidenschaft gezogen sein kann. Ja, selbst eine 12 bis 24 Monate später auftretende Depression kann noch ursächlich damit zusammenhängen.

Die psychischen und sozialen Bedingungen der Gebärmutterentfernung

Immer noch werden viel zu viele Frauen, bei denen dies medizinisch gesehen überhaupt nicht notwendig wäre, ihre Gebärmutter durch einen chirurgischen Eingriff los. Eine der wichtigsten Kritikerinnen des Hysterektomie-Booms, die Bad Salzufler Gynäkologin Dr. Barbara Ehret-Wagener, kämpfte schon vor Jahren heftig gegen dieses Drauflosoperieren an (und machte sich bei vielen ihrer Kolleginnen und Kollegen damit unbeliebt). Sie führt vor allem drei Gründe dafür an:

- Die Bedeutung der Gebärmutter für die körperliche und vor allem seelische Gesundheit der Frau wurde – und wird – von den zumeist männlichen Gynäkologen nicht ernstgenommen, heruntergespielt oder als »Einbildung« abqualifiziert. (Frauen*ärztinnen* sind da schon sehr viel vorsichtiger: Sie schlagen wesentlich seltener eine Hysterektomie vor als ihre männlichen Kollegen.[5])
- Assistenzärzte und -ärztinnen müssen, um sich auf dem Fachgebiet der Frauenheilkunde zu qualifizieren, rund 30 Gebärmutterentfernungen selbständig durchgeführt haben. Unter diesem Druck schlagen sie den Eingriff häufig auch Patientinnen vor, die ebenso gut oder sogar besser mit anderen Mitteln behandelt werden könnten.
- Die Zahl der Gynäkologie-Fachleute in der Bundesrepublik hat sich in den letzten 25 Jahren mehr als verdreifacht; sie haben die höchste Zahl an Belegbetten von allen Fachärzten zusammen (derzeit etwa 19 000). Belegbetten sind, wie der Name schon sagt, zum Belegen da, und an privat abzurechnenden Hysterektomien wird außerdem auch nicht schlecht verdient (mindestens zwischen 1800 und 2700 DM; bei Kassenpatientinnen: um 1200 DM).

Medizinisch gibt es nur wenige wirklich »hieb- und stichfeste« Gründe, einer Frau die Gebärmutter zu entfernen: Krebs an diesem Organ; große, Beschwerden bereitende und anders nicht zu entfernende Gebärmuttergeschwülste (Myome) sowie schwere, unstillbare Dauerblutungen, die die Frau in Lebensgefahr bringen, sie verbluten lassen könnten.

Alle anderen vorgebrachten Gründe zählen zu den sogenannten »weichen Indikationen«, das heißt also, sie sind medizinisch kein Muß:

- kleinere, auch einzeln entfernbare Myome;
- Krebsvorstufen, vor allem am Muttermund;
- Menstruationsstörungen und -beschwerden;
- große Krebsangst (Krebsphobie) der Patientin;
- Wunsch nach dauerhafter Empfängnisverhütung (Sterilisation);
- Wunsch, die »lästigen Monatsblutungen« loszuwerden;
- Unterleibsschmerzen unklarer Ursache;
- Nervenschmerzen im Beckenbereich (Neuralgie);
- leichter bis mäßiger Gebärmuttervorfall (= Senkung des Organs, so daß es auf die Blase drückt).

Für alle diese Beschwerden gibt es andere, schonendere, bessere Behandlungsmöglichkeiten als ausgerechnet das Herausschneiden der Gebärmutter (womöglich auch gleich noch der Eierstöcke), die Dr. Winnifred Cutler und ich in unserem Buch ›Die fragwürdige Operation‹[4] ausführlich dargestellt haben. Trotzdem wird sie allzu vielen Frauen noch immer häufig als beste, wenn nicht gar als einzige Methode offeriert.

Etwa ein Drittel aller Hysterektomie-Patientinnen, so fand die Ärztin Dr. Almut Zintl-Wiegand vom Zentralinstitut für seelische Gesundheit Mannheim in einer über drei Jahre angelegten Studie, waren im tiefenpsychologischen Sinn seelisch »auffällig« – und zwar *vorher und/oder nachher*. Auffallend war vor allem ihre Depressivität – und die Tatsache, daß sie sich *nach* der Operation, die doch angeblich ihre Beschwerden hätte beseitigen sollen, kein bißchen besser fühlten: »Dennoch änderten sich die Werte der Beschwerdeliste bei diesen Frauen bis zu 36 Monate nach der Operation praktisch überhaupt nicht.«[5] Die Depressivität nahm demgegenüber zwei Monate nach dem Eingriff deutlich ab, stieg aber vier Monate danach sowie drei Jahre (!) später wieder stärker an.

Was führt diese Frauen *wirklich* zum Chirurgen? Ganz sicher keine lebensbedrohliche Erkrankung, denn Patientinnen mit »strengen Indikationen« (siehe vorher) waren aus der Studie von vornherein ausgeschlossen worden.

Offenbar hatten sie, wie viele andere Frauen mit Gebärmutter- oder anderen Unterleibsbeschwerden, viel tieferliegende Probleme, die mit dem Chirurgenmesser keineswegs geheilt werden konnten. Probleme, die sich auch auf ihre hormonellen Regelkreise ausgewirkt und zum Beispiel starke Menstruationsschmerzen, anhaltende Blutungen oder Wucherungen an der Gebärmutter hervorgerufen hatten.

Das Zentrum der Weiblichkeit

Anders als der Mann kann eine Frau den größten Teil ihrer weiblichen Organe weder direkt sehen noch in die Hand nehmen, betasten, ihre Größe und Länge abschätzen: Sie sind tief in ihrer »Mitte« verborgen. Sie spürt ihr natürliches Arbeiten zwar während ihrer vielen Menstruationszyklen, hat aber oft nur eine unklare Vorstellung davon, wie groß oder klein diese Organe sind, wie sie aussehen, welche Farbe sie haben usw. Ganz anders also als bei allen anderen Körperteilen, die sie in ihrer Weiblichkeit bestätigen (oder verunsichern) und die sie jeden Tag im Spiegel anschauen und selbst anfassen kann: ihre Brüste, ihre Hüften, ihre Oberschenkel, ihre Taille, ihre Haare, ihre Haut...

Trotzdem »weiß« die Frau ganz genau, daß sie diese Organe ihrer Fruchtbarkeit besitzt. Sie sind in ihr Körper-Selbstbild ebenso tief integriert wie alle anderen, sichtbaren Teile ihres Körpers. Diese Integration beginnt schon beim kleinen Baby. Sie kann auch durch vielerlei ungute Erfahrungen gestört werden; dann ist das Körper-Selbstbild unvollständig, oder einzelne Körperregionen werden gegenüber anderen überstark betont und abgelehnt.[6]

In der Psychoanalyse heißt das: Gebärmutter und Eierstöcke sind, wie etwa auch die Brüste, »narzißtisch besetzt«. Sie machen einen wesentlichen Teil des Selbst-Bewußtseins der Frau aus; sie verschaffen ihr Lust oder Unlust; sie haben Anteil an ihrem Selbstwertgefühl und an ihrer weiblichen Identität. Sie bilden ein »Zentrum der Weiblichkeit« – ganz gleich, ob die Frau je gebiert oder nicht.

Wie in den vorangegangenen Kapiteln bereits mehrfach angesprochen, können Frauen und Mädchen in vielfältiger Weise in ihrer Weiblichkeit verunsichert werden. Und sie können speziell mit der Fortpflanzung Probleme haben, mit der Empfängnisverhütung, dem Kinderwunsch, dem Kinderwunsch ihres Partners, mit Unfruchtbarkeit oder Schwangerschaftsabbruch, mit Fehlgeburten und Mehrlingsschwangerschaften. Daneben – und ineinandergreifend – können sie Probleme mit ihrer Sexualität haben, mit Vergewaltigung, Inzest, sexueller Lieblosigkeit ihres Partners, mit lesbischen Neigungen und vielem mehr. Jedes einzelne dieser Probleme, was auch immer seine tiefsten Ursachen sein mögen, kann dazu führen, daß die Organe im Zentrum ihrer Weiblichkeit erkranken.

Organe, die hinweggewünscht oder unbewußt als Stören-
friede betrachtet werden (»Ohne sie hätte ich viele Probleme
einfach nicht!«), werden auch von der Blutzufuhr abgeschnit-
ten; das ist zum Beispiel aus dem Yoga bekannt. Mangeldurch-
blutung aber macht Körperteile anfälliger für Erkrankungen,
weil wichtige Abwehraufgaben des Bluts dann nicht mehr richtig erfüllt werden. Und da die Psyche auch die hormonellen Regelkreise mitlenkt, müssen die Organe im Zentrum der Weiblichkeit harmonisch ins psychische Selbstbild eingebettet sein,
um nicht etwa »ausgesteuert« zu werden. Hormonelle Störungen und ihre Konsequenzen können sonst die Folge sein.

Den Organverlust betrauern

Mit hoher Wahrscheinlichkeit haben also diejenigen Frauen,
denen es nach der Gebärmutterentfernung kaum oder gar nicht
bessergeht als zuvor, tief innerlich ein ganz anderes Problem zu
bewältigen als ein rein organisches. Allerdings werden auch
Frauen nach der Operation gelegentlich depressiv, denen sie eigentlich viel gebracht hat: Sie sind zwar endlich ihre Schmerzen, Blutungen, Beschwerden los, und auch ihre Seele atmet
deshalb zunächst auf. Trotzdem haben sie auch einen Verlust
erlitten: Sie haben ein wesentliches Organ im Zentrum ihrer
Weiblichkeit verloren.

Ein solcher Verlust, selbst wenn damit körperliche Besserung verbunden ist, muß als solcher wahrgenommen und betrauert werden. Bleibt diese Trauerarbeit aus, wird der Verlust
verdrängt oder abgewehrt, dann können sich alle körperlichen,
geistigen und psychischen Symptome einer Depression ein-

stellen, mit denen die Frau zunächst gar nichts anfangen kann (und wenn sie Pech hat, auch ihre behandelnden Ärztinnen oder Ärzte nicht).

Eine Ärztin und Mutter dreier Kinder, die eine Gebärmutterentfernung am eigenen Leibe erlebt hatte und ein Jahr später plötzlich beunruhigende Träume über »Steinkinder« träumte, die in ihrem Bauch säßen, schilderte in einer Gruppentherapie, wie ihr ganz plötzlich die Zusammenhänge klarwurden: »Da brach etwas in mir los, ich wurde richtig geschüttelt – mein Mann wollte noch Kinder –, ich konnte nicht mehr, war nicht mehr vollwertig; ich erlebte ganz schmerzhaft die Trauer um mein verlorenes, weibliches Organ, das von meinem Bewußtsein her lange vergessen war.«[7]

Diese Frau hatte ihre eigene Familienplanung bereits abgeschlossen – ihr Partner jedoch nicht. Sie trauerte nun in dreifacher Hinsicht: um den Organverlust selbst, die nicht mehr in Erfüllung gehenden Kinderwünsche ihres Mannes und um die Tatsache, daß sie ihm keine Kinder mehr gebären konnte (eine andere Frau hingegen vielleicht schon: auch das eine Angst, die in vielen Frauen nach einer Entfernung der Fruchtbarkeitsorgane aufsteigt).

Ein Wunsch nach (weiterer) Fortpflanzung läßt sich, wie dieses Beispiel zeigt, nicht einfach »wegrationalisieren«: Mit Logik hat er oft nur wenig zu tun. Auch wenn eine Frau ganz sicher ist, daß sie und/oder ihr Partner keine Kinder (mehr) wollen, ist doch immer das tiefe Bewußtsein vorhanden: »Ich könnte, wenn ich wollte«, so lange ihre inneren Organe noch intakt und vorhanden sind. Erst ihr Verlust macht dann oft deutlich, wie sehr das gesamte Selbstbild der Frau damit verknüpft war.

Besonders weh tut der Organverlust, wenn die Frau sich, bewußt oder unbewußt, noch (weitere) Kinder gewünscht hat und auch noch jung genug dazu gewesen wäre. Dieser Schmerz kann sogar größer sein als die Angst, etwa an Krebs sterben zu müssen – ein Phänomen, das immer wieder auch von brust-krebsoperierten Patientinnen berichtet wird, die ihr »Symbol der Weiblichkeit« verloren haben.[8]

Neben dem sehr persönlichen Verlust, den eine Frau nach der Entfernung der Gebärmutter zu verarbeiten hat, kann das soziale Stigma der nun »nicht mehr vollwertigen« Frau sie hart treffen. Trotz aller beruflichen, künstlerischen, geistigen Fähigkeiten, die Frauen tagein, tagaus unter Beweis stellen, werden sie in unserer Gesellschaft doch stets noch in hohem Maße über ihre Ge-bärfähigkeit definiert: Als sei alles andere nur eine Zugabe zum Eigentlichen. Frauen, die aufgrund ihres Könnens und ihrer Leistungen berufliche oder politische Erfolge haben, werden nicht müde, darauf hinzuweisen, daß sie daneben aber auch »Frau und Mutter« sind. (Männer haben ähnliche Rechtfertigun-gen nicht nötig.) Und Frauen, die sich gegen Kinder entscheiden und statt dessen ihre Kräfte in die Berufsarbeit stecken, schlägt noch immer Skepsis oder offene Verachtung entgegen: Sie werden als »Emanzen«, »Mannweiber«, »unweiblich« abquali-fiziert.

Ähnlich bösartige Reaktionen muß auch manche Frau ge-wärtigen, der die Fortpflanzungsorgane entfernt wurden. Aus-drücke wie »ausgeräumt«, »leer«, »totaloperiert« sind keine Seltenheit – als sei sie nun nur noch eine kümmerliche, nutz-lose Hohlform ohne Inhalt.

Daß es der Frau unter solchen feindseligen Bedingungen be-sonders schwerfallen kann, sich mit ihrem Organverlust abzu-finden und mit ihrem neuen Körperselbstbild anzufreunden, liegt auf der Hand. Je stärker sie sich selbst mit diesem Weiblichkeitsbild identifiziert, das sie im Endeffekt auf ihre Gebärorgane reduziert, desto weniger Wert mißt sie schließlich auch all ihren anderen Fähigkeiten bei. Und desto tiefer läßt sie sich von abfälligen Äußerungen kränken – und kränkt sich selbst. Wie das Wort aber schon andeutet, kann sie darüber krank werden, depressiv, am weiteren Sinn ihres Lebens zweifelnd.

Auch die Gebärmutter-Entfernung bedeutet also eine Reifungskrise für die betroffene Frau. Sie wird auf jeden Fall verändert daraus hervorgehen – nicht nur in körperlicher Hinsicht (was auch heißt: in hormoneller), sondern manchmal noch stärker in seelischer.

Auch diese Reifungskrise ist eine typisch weibliche. Es gibt dazu kein männliches Pedant, denn im Körper des Mannes existiert kein mit der Gebärmutter vergleichbares Organ. Vergleichbar wären allenfalls Eierstock-Entfernungen bei der Frau und Hodenentfernungen beim Mann – beide verlieren ihre Keimdrüsen.

Krisen werden in aller Regel nicht von einem Tag auf den anderen oder auch nur innerhalb weniger Wochen überwunden. Das Beispiel der Ärztin zeigt: Manchmal dauert es ein Jahr oder länger, bis der entscheidende seelische Reifungsschritt erfolgen kann. »Bei einigen Frauen«, berichtet Dr. Almut Zintl-Wiegand, »wurde plötzlich längst Vergangenes, Verdrängtes und Vergessenes wieder aktuell und forderte zur innerlichen Beschäftigung auf. So war eine Frau vollkommen mit der unerfreulichen Beziehung zu ihrer Mutter befaßt; für eine andere war ein Schwangerschaftsabbruch, den sie als junges Mädchen vornehmen ließ, voll präsent, obwohl sie längst zwei Kinder hatte.«[9]

Die Geschlechtsorgane der hysterektomierten Frau, wiewohl nicht unwichtig, spielen bei der Bewältigung der Operation und ihrer Konsequenzen eine nur untergeordnete Rolle. Falls danach tatsächlich ein dauerhafter Hormonmangel entsteht – und mindestens die Hälfte der Frauen erlebt ihn *nicht* –, kann er sich natürlich zusätzlich auf ihr körperliches und seelisches Befinden auswirken. Doch auch dabei spricht ja die Psyche wiederum ein Wörtchen mit: Zu *wissen*, daß ihr nun Hormone fehlen, die ohne die Operation noch da wären, kann das Verlustgefühl und Mangelbefinden noch verstärken – und damit auch die Beschwerden.

Ob dann eine Hormon-Ersatz-Therapie angebracht wäre, wird in Kapitel 11 diskutiert.

9. Wohin des Wegs?

Hormone und Psyche in den Wechseljahren

»Eine Grundtraurigkeit, die sitzt ganz tief in mir drin. Sie überfällt mich manchmal urplötzlich, und dann kriege ich das große Heulen. Mir wird heiß und kalt. Ich weiß nicht, ob das etwas mit den Wechseljahren zu tun hat. Vielleicht mehr mit meinem Alleinsein. Ich will nicht so eine älterwerdende Frau werden. Meine Attraktivität war früher mein großes Kapital. Ich fühle mich jetzt nicht mehr gutaussehend, eher grau. Das macht mich unsicher im Umgang mit Männern. Ich finde keinen Kontakt mehr. Ich muß ständig kämpfen.«[1]

Die Frau, die so von sich redet und damit vielen anderen Frauen zwischen Mitte 40 und Mitte 50 aus dem Herzen sprechen dürfte, ist 46 Jahre alt und Teilnehmerin einer »Erfahrungsgruppe Wechseljahre«, die von einer Diplompsychologin geleitet wird. Mit anderen Frauen zusammen, die Ähnliches durchmachen, versucht sie, das zu bewältigen, was bei Männern »midlife crisis« (Krise in der Lebensmitte) genannt wird und bei Frauen zum Krankheitsbild erhoben wurde: das sogenannte *klimakterische Syndrom.*

Auch Männer haben in diesem Lebensalter öfter depressive Verstimmungen, Unsicherheitsgefühle, Zukunftsängste, Potenzstörungen, Kopfweh, Herzbeschwerden, wollen »am liebsten aussteigen« oder »alles noch mal neu anfangen« (was sie dann manchmal auch tun, vorzugsweise mit einer neuen, jüngeren Partnerin). Frauen haben das alles ebenfalls, dazu aber noch etwas Besonderes: eine deutlich sich verändernde Hormonproduktion und deshalb irgendwann ihre allerletzte Menstruationsblutung. Aus dem gleichen Grund sind medizinisch bei vielen von ihnen verschiedene körperliche und seelische Veränderungen festzustellen, die sich zu einem Krankheitsbild zusammenfassen lassen – auch wenn die einzelne Frau sich vielleicht kein bißchen krank fühlt: Etwa 30 Prozent aller bundesdeutschen Frauen haben nach verschiedenen Studien »keinerlei Beschwerden oder Beeinträchtigungen in den Wechseljahren. 40 Prozent der Frauen bemerken sie zwar, es ist ihnen aber nicht so wichtig, deshalb um Hilfe nachzusuchen«, schreibt die Medizinjournalistin Sylvia Schneider in ihrem Handbuch zum Geschehen in den Wechseljahren.[2]

Bleiben 30 Prozent, die eben doch wegen Wechseljahrsbeschwerden zum Arzt gehen. Oder sind es doch nur 8 bis 15 Prozent, die sich als behandlungsbedürftig empfinden, wie der Psychosomatiker Prof. Hans-J. Prill meint?[3] Oder gar nur drei bis zehn Prozent, die deswegen etwa Hormonpräparate einnehmen wollen, wie aus einer repräsentativen englischen Studie hervorgeht?[4]

Nur acht bis zehn Prozent aller bundesdeutschen Frauen im Klimakterium, das geben auch die Hersteller von Hormonpräparaten gegen Wechseljahrsbeschwerden zu, lassen sich tatsächlich mit Hormongaben behandeln. In ihren Werbe- und Pressetexten zeigt die Industrie sich äußerst besorgt über diese niedrigen Zahlen und dramatisiert die Situation entsprechend: »2,5 Millionen deutsche Frauen«, heißt es da zum Beispiel pathetisch, »sind zwischen 45 und 65 Jahre alt und *durchleiden* die Wechseljahre [Hervorhebung von mir]. Jährlich spüren erneut 500 000 zum ersten Mal die Beschwerden, und 80% nehmen dies als unvermeidlich – als ›natürlich‹ – hin...«[5]

Symptome des Wechsels

Was sind das nun für Beschwerden, die nach Ansicht der Pharmakahersteller und mit ihnen (allzu) vieler Ärzte und Ärztinnen so dringend mit Hormonen »auf die Reihe gebracht« werden müßten?

Sie alle nacheinander aufzuzählen, wie es die medizinjournalistische Sorgfaltspflicht erfordert, kostet mich einige Überwindung. Und zwar nicht etwa, weil sie im einzelnen so unglaublich schlimm wären (lebensbedrohlich ist kein einziges Symptom). Sondern weil sie sich in der geballten Aufreihung ganz schrecklich anhören bzw. lesen: Da vergeht einer ja gleich die Lust, auch nur einen Tag älter zu werden und irgendwann unweigerlich ins Klimakterium zu kommen. Ich bin jetzt 48 Jahre alt, und wenn ich Experten wie dem österreichischen Arzt und Dozenten Dr. Johannes Huber folge,[6] der von international bekannten Hormonverfechtern wie Prof. Christian Lauritzen, Ulm, als »reifer Kenner« der Materie apostrophiert wird,[7] dann habe ich wahrscheinlich sehr bald wohl folgendes zu erwarten:

- neurovegetative, also mit dem Nervensystem zusammenhängende Störungen: Hitzewallungen, Schweißausbrüche, Schlaflosigkeit, Empfindungsstörungen in Armen und Beinen, Schwindelgefühle, Gelenk- oder Muskelschmerzen, Kopfweh, Herzklopfen;
- Beeinträchtigungen des Urogenitaltrakts, also Blase und Scheide: Harnleiter- und Blasenentzündungen, geschrumpfte, austrocknende Schleimhäute in diesem Bereich, Streß-Inkontinenz (unwillkürlicher Harnabgang bei Streß und Lachen, Niesen, schwerem Heben), Reizblase, Juckreiz, Scheidenentzündungen;
- Augenstörungen: austrocknende Bindehaut, häufig Beschwerden, vor allem beim Tragen von Kontaktlinsen;

- Hautveränderungen: Abnahme des Kollagengehalts um ein Achtel bis ein Viertel; die Haut wird dünner, trockener, durchsichtiger und bekommt Falten; an Oberlippe, Unterkiefer, Hals, Brustkorb kommt grober, dunkler Haarwuchs auf (*Hirsutismus*), während das Kopfhaar zunehmend schütterer wird (*Alopezie*);
- psychische Störungen: Depressionen, Reizbarkeit, Nervosität, Konzentrationsmangel, Leistungsabfall, Müdigkeit, Lethargie, Appetitmangel (oder Heißhungeranfälle/Eßstörungen).

Nach den eigentlichen Wechseljahren erwartet mich dann außerdem noch das erhöhte Risiko eines Herzinfarkts und der Knochenschwund (*Osteoporose*). Immer vorausgesetzt natürlich, ich kann mich nicht zu einer »ausgleichenden« und »vorbeugenden« Hormonbehandlung durchringen.

Die aufgeführte Liste möglicher Wechseljahrsbeschwerden ist nun allerdings so lang, und die genannten Beschwerden hören sich so unangenehm an, daß ich dann wohl auch hilfeheischend und erleichtert nach ihnen greifen würde. Vorausgesetzt, 1. ich bekäme viele von den genannten Beschwerden auf einmal, 2. sie wären für mich einzeln oder zusammen unerträglich, 3. ich wüßte keinerlei Alternativen zu hormonellen Behandlungen, und 4. ich würde mir von den Hormonen mehr Nutzen als Risiken erwarten (mehr dazu in Kapitel 11). So zumindest dachte ich vor sechs Jahren, als ich die erste Fassung dieses Buchs schrieb. Inzwischen hat auch bei mir der Wechsel eingesetzt: mit gelegentlichen Hitzewallungen und ebenso gelegentlichen Perioden ungewöhnlicher Reizbarkeit. Beides klingt allerdings meist innerhalb von Minuten ab – kein Grund, sich groß darüber aufzuregen oder gar zu Hormonpräparaten zu greifen. Im Gegenteil, die innere Hitze macht mir, die ich recht kälteempfindlich bin, oft sogar Spaß. Und an meinen

Ausbrüchen merke ich (und merkt meine Umgebung) sehr genau, wenn mir der Alltagsstreß tatsächlich zu viel wird und wo ich ihn nicht, wie früher oft, einfach überspielen und gute Miene zum bösen Spiel machen kann.

Die Realität der meisten Frauen im Wechsel sieht offenbar ganz ähnlich aus. Viele haben überhaupt keine oder nur geringfügige Beschwerden – als häufigste werden Hitzewallungen genannt –; viele halten sich für keineswegs behandlungsbedürftig, sondern kommen auch so ganz gut zurecht. Und das nicht etwa, weil sie von Hormontherapien keine Ahnung hätten: Daß Östrogene ein wahrer »Jungbrunnen« für Frauen über 45 sein sollen, wird schließlich in den Medien immer wieder breitgetreten.

Das Osteoporose-Risiko

Die Bereitschaft, sich gegen irgend etwas vorbeugend behandeln oder auch nur vorsorglich immer wieder untersuchen zu lassen, ist insgesamt nicht besonders hoch. So gehen z.B. nur rund 20 Prozent aller 69jährigen Frauen regelmäßig zur Krebs-Früherkennungs-Untersuchung, wie Statistiken zeigen[8] – und das, obwohl ihre Altersgruppe vergleichsweise am stärksten krebsgefährdet ist.

Knochenschwund ist, im Gegensatz zu Krebswucherungen, etwas ziemlich Normales: Etwa ab Anfang 40 verlieren alle, Frauen und Männer, pro Jahr zwischen 0,5 und 1 Prozent ihrer Knochenmasse – je nachdem, wieviel sie sich bewegen. Krankhaft wird der Knochenschwund erst, wenn der Abbau schneller vonstatten geht als üblich und/oder sehr viel mehr Knochenmasse dabei verlorengeht, also die Gefahr hoher Knochenbrüchigkeit (vor allem im Oberschenkelbereich) und Wirbelsäulenverformung (vor allem der Halswirbelsäule) besteht.

Wann von einer echten Osteoporose gesprochen werden muß, ist unter Medizinerinnen und Medizinern noch immer umstritten: Die einen nennen schon leichteren Knochenschwund so, die anderen lassen diese Krankheitsbezeichnung erst zu, wenn schon schwere degenerative Veränderungen im Knochengerüst diagnostizierbar sind.

Mit der Diagnose hapert es bislang: Im Röntgenbild ist Osteoporose erst feststellbar, wenn ca. 30 Prozent der Knochenmasse abgebaut sind. Alle anderen diagnostischen Verfahren sind äußerst aufwendig und teuer; sie werden daher vorwiegend in Spezialkliniken – meist den Universitäten angegliedert – vorgenommen.

Genauere Statistiken über die Osteoporose-Belastung bei Frauen gibt es nicht. Und noch weniger ist vorhersehbar, ob die einzelne Frau sie tatsächlich bekommen wird oder nicht. Wie groß ihr Risiko ist, hängt nämlich von vielen einzelnen Faktoren ab:

- von ihrer Ernährung – und zwar auch in früher Kindheit (hatte sie Rachitis?),
- von ihrer Vitamin-D-Aufnahme (geht sie öfter mal in die Sonne?),
- von ihren Bewegungsgewohnheiten (sportliche Betätigung, Wandern usw. gibt den Knochen die besten Aufbauanreize!),
- von ihrem Kalziumhaushalt (ißt und trinkt sie genügend Milchprodukte; bekommt sie Kalzitonin-Präparate?),
- von ihrem Nikotin- und Alkoholkonsum (beides schadet den Knochen),
- von ihrem Fleischverzehr (Vegetarierinnen haben deutlich stärkere Knochen!),

- schließlich auch von ihrem individuellen Knochenbau: Ist er grazil, kann die Frau weniger Substanzverlust vertragen als bei starken, breiteren Knochen.

Nur wegen einer vielleicht doch, vielleicht auch nicht eintretenden Osteoporose über Jahre hinweg Hormone schlucken zu sollen, leuchtet offenbar vielen Frauen nicht ein. Dabei sind es doch gerade ihre eigenen weiblichen Hormone, die am Knochenschwund schuld sein sollen – oder vielmehr die Tatsache, daß deren Produktion im Körper der älterwerdenden Frau immer stärker abnimmt.

Die hormonelle Situation im Wechsel

Östrogene spielen beim ständig ablaufenden Knochenaufbau eine wichtige Rolle. Sie sorgen dafür, daß sich in den Knochengeweben genügend Kalzium einlagern kann und die für den Aufbau zuständigen knochenbildenden Zellen immer wieder angeregt werden. Geht die Östrogenproduktion nun allmählich zurück, fehlen diese Anreize. Es sei denn, sie werden durch andere Anreize ersetzt (siehe oben).

Auch für alle aktuellen Beschwerden der Wechseljahre wird vor allem das Nachlassen der körpereigenen Östrogenproduktion verantwortlich gemacht – zumindest von Verfechtern der Hormon-Ersatz-Therapien. Wie sich die hormonherstellenden Drüsen und die inneren Organe der Frau während der Wechseljahre im einzelnen verändern, wurde bereits ab S. 44 ausgeführt. Eines ist dabei deutlich: Es verändert sich keineswegs nur der Östrogenspiegel, sondern auch die Produktion der

155

Keimdrüsenhormone FSH und LH, von Progesteron, Androgenen, Prolaktin, Oxytocin, von Prostaglandinen, Beta-Endorphinen und einer Vielzahl anderer Botenstoffe (über die teilweise noch viel zu wenig bekannt ist). Und zwar immer wieder einmal, bis ins hohe Alter.

Die Veränderungen während der Wechseljahre laufen weder bei jeder Frau gleichartig noch gleich schnell ab: Manche erleben nur ein einziges Wechseljahr, bis sie dann endgültig ihre letzte Menstruationsblutung haben, und bei anderen dauert die Zeit der Umstellung sechs oder sieben Jahre, manchmal sogar länger.

Das Tempo der hormonellen Veränderungen variiert von Frau zu Frau »offensichtlich erheblich«, meint der Frankfurter Psychosomatiker Prof. Stavros Mentzos: »Einige Autoren«, berichtete er auf einem Kongreß der Deutschen Gesellschaft für psychosomatische Geburtshilfe und Gynäkologie, »haben den Eindruck, daß die Geschwindigkeit der Abnahme der Östrogene für die Schwere des klimakterischen Syndroms verantwortlich zu machen sei.«[9]

> Frauen, die eher einen Hormonabsturz als ein langsames und stetiges Nachlassen ihrer Hormonproduktion erleben, haben also unter Umständen mit »Entzugserscheinungen« zu kämpfen, während sich die anderen allmählicher an die Umstellung gewöhnen können.

»Von daher«, schließt Mentzos, »hat jede Frau – ungeachtet dessen, wie stabil, flexibel und kompensationsfähig ihr Ich und wie günstig das sie in dieser Krise tragende Milieu ist – eine jeweils unterschiedliche Anpassungs- und Flexibilitätsaufgabe zu lösen.«

Psychische und soziale Bedingungen der Wechseljahre

Der Wechsel ist eine Reifungskrise ähnlich der Pubertät – nur mit einem großen Unterschied: Das junge Mädchen stolpert relativ unvorbereitet und mit altersbedingter Unerfahrenheit in diese erste große Reifungskrise hinein. Die Frau im Wechsel hingegen hat schon mehrere solcher Reifungskrisen hinter sich, mehr Erfahrung im Überstehen körperlicher, seelischer und sozialer Krisen, und sie kann sich besser auf die zu erwartende Krise des Klimakteriums vorbereiten. (Das Wort »Krise« bedeutet ja an sich durchaus nichts Negatives: Es drückt zunächst nur aus, daß sich in einer bestimmten Situation das Blatt zu wenden vermag und alles etwas komplizierter ist als gewöhnlich.)

Die hormonelle Reifungskrise von Frauen, die heutzutage in den Wechsel kommen, wird von vielen sozialen Faktoren verschärft:

- Der Jugendlichkeitswahn bringt es mit sich, daß Frauen sich heute weit mehr als früher vor natürlichen Alterserscheinungen wie Falten, Fettpölsterchen um Bauch und Hüften, schlaffer werdenden Geweben (vor allem der Brüste) fürchten. Solche Ängste verkrampfen zusätzlich und verstärken deprimierte Stimmungen.

- Mit dem endgültigen Aufhören der Gebärfähigkeit wird der Verlust der sexuellen Attraktivität, der »Weiblichkeit« assoziiert – als sei eine Frau nach dem Wechsel keine »richtige« Frau mehr und habe auch keine sexuellen Bedürfnisse und keine Ausstrahlung mehr (zu haben). Die Angst vor Zuwendungs- und Liebesverlust sowie das kränkende Gefühl, nur wegen ihres Alters und ihrer veränderten Hormonlage nicht mehr für voll genommen zu werden, ist vor allem für diejenigen Frauen besonders schmerzhaft, deren Partner sich nun jüngeren Frauen zuwenden.

- In einer Gesellschaft, in der Mutterschaft (wieder) hoch im Kurs steht und Gebärfähigkeit hochgelobt, ja sogar mit allen technischen Raffinessen der Reproduktionsmedizin herge- stellt wird, ist der natürliche Verlust dieser Fähigkeit für Frauen oft schwer auszuhalten: Allzusehr wurde ihre Weib- lichkeit zuvor genau daran gemessen. Zur ganz normalen Trauer über den Wegfall einer Fähigkeit, aus der die Frau selbst bislang vielleicht einen Großteil ihres Selbstwertge- fühls und Stolzes bezogen hat, kommt nun noch das Emp- finden, gesellschaftlich »wertlos« geworden zu sein.

- In den meisten Familien sind die Kinder schon aus dem Haus oder bereiten sich gerade auf ein eigenständiges Leben vor, wenn die Mutter in den Wechsel kommt. Der Abschied von diesem Teil der Familie, vom bisherigen familiären Leben macht viele Frauen traurig – vor allem, weil sie damit heute keineswegs automatisch in die Rolle der Großmütter schlüp- fen können, wie das noch zu Beginn dieses Jahrhunderts der Fall war. Frauen, die bislang ganz in ihrer Familie aufgingen, stehen dann mitten in ihrer Reifungskrise auch noch mit lee- ren Händen da. Das löst mitunter heftige Ängste und viele körperlich-seelische Erkrankungen aus, die in der Psycho- somatik unter dem Begriff *empty nest syndrome* (= Syn- drom des leeren Nests) zusammengefaßt werden. Sie sind von klimakterischen Beschwerden, vor allem in psychischer Hinsicht, kaum zu trennen und zu unterscheiden: Wälzt sich eine Frau beispielsweise schlaflos im Bett hin und her, weil sie Hitzewallungen hat – oder weil sie die Angst vor der Zu- kunft packt?

- Der soziale Status älterer Frauen in unserer Gesellschaft sinkt um so tiefer, je älter sie werden. Die »weise Alte«, de- ren Wort in manchen anderen Kulturen großes Gewicht hat, ist heute an den Rand der Gesellschaft abgeschoben. Frauen im Wechsel bekommen das vielfach ganz genau mit, weil sie ihre eigenen altgewordenen Mütter und Tanten betreuen, für sie Altersheimplätze, Pflegedienste usw. organisieren und dabei die Risse unseres sozialen Netzes hautnah erleben. Altwerden und -sein hat heute oftmals nichts Würdevolles mehr: eine Zukunftsperspektive, die Frauen in der Reifungskrise des Klimakteriums zusätzlich deprimieren kann.

• Auch beruflich sind älter werdenden Frauen viele Türen schon verschlossen: Wer Ende vierzig als Wiedereinsteigerin ihr Glück auf dem Arbeitsmarkt versucht, wird oft gar nicht erst zum Vorstellungsgespräch gebeten. Die Frauen realisieren, daß ihnen all ihre Erfahrungen, die sie im Lauf eines langen Familien-Lebens gewonnen haben, wenig zu nützen scheinen und noch weniger Marktwert besitzen.[10] Um wenigstens später die existenznotwendige Rente zu bekommen, müssen viele jedoch wieder Arbeit finden: eine Sorgenlast, die den Wechsel nicht eben leichtermacht.

Beschwerden, die die hormonellen Veränderungen mit sich bringen können, werden von ungünstigen Außenwelt-Faktoren und einem sozialen Milieu, das die Frau eben nicht in ihrer Krise stützt, sondern eher fallenläßt, verstärkt und auch schmerzlicher bewußt gemacht. Die Propaganda, die den Wechsel und seine möglichen Begleiterscheinungen als etwas Krankmachendes, Häßliches hinstellt (nur um dann um so mehr Hormonpräparate an die Frau zu bringen), trägt das Ihre zur psychischen Situation der älter werdenden Frauen bei. Und schließlich *erwartet* sie dann geradezu, daß sie im Wechsel auch die Beschwerden bekommen müsse, vor denen sie so eindringlich gewarnt wird. Falls sie für Fremd- und Selbstsuggestionen besonders empfänglich ist, spürt sie ihren körperlichen und seelischen Befindlichkeiten noch ängstlicher nach – und wird mit Sicherheit dann auch etwas finden, das ihr das Gefühl gibt: Jetzt bin ich krank. Denn ich bin ja schon in den Wechseljahren.

Die ältere Frau – ein Irrtum der Natur?

Bei jeder Frau läßt die Östrogenproduktion im Lauf der Zeit natürlicherweise nach. Doch sie hört niemals ganz auf, wie noch vor wenigen Jahren von der Wissenschaft verbreitet wurde: In den Nebennierenrinden und in den Fettgeweben, selbst im Stromalband der Eierstöcke der älteren, ja sogar der betagten Frau werden immer noch weibliche Geschlechtshormone gebildet. Und zwar um so mehr, je kräftiger ihr Körper ist und je mehr Fettpölsterchen sie sich noch zugesteht. (Das heißt nicht, sie solle nun so dickleibig wie möglich sein: Jede Übertreibung schadet, und starkes Übergewicht birgt ebenso viele Gesundheitsrisiken wie Superschlankheit.)

Anstatt also von einem natürlichen Nachlassen der Östrogenproduktion zu reden, wie es medizinisch korrekt wäre, hat sich das falsche und frauenfeindliche Wort vom »Östrogen-Mangel« eingebürgert, dem Frauen in den Wechseljahren und danach unterlägen.

Diese »Mangel-Situation«, behaupten viele Wissenschaftler, sei eigentlich ein Irrtum der Natur, die nicht damit gerechnet habe, daß Frauen irgendwann einmal so alt werden könnten, wie sie es heute tun: »Es gibt unter den Säugetieren keine andere Spezies«, schreibt etwa der bereits zitierte Dr. Johannes

Huber, »bei der die postgenerative Phase [= nach Aufhören der Fruchtbarkeit] ein Drittel der gesamten Lebenszeit ausmacht; aber auch beim Homo sapiens [= Menschengeschlecht] hat sich erst in den letzten beiden Jahrhunderten die mittlere Lebenserwartung der Frau über die Altersgrenze, die das Klimakterium setzt, hinausgeschoben. 1850 lag die durchschnittliche Lebenserwartung bei 38 Jahren und ist nach nur 150 Jahren auf das Doppelte angestiegen.«[11]

Was das für den Einsatz von Hormon-Ersatz-Gaben bedeutet, liegt für ihn auf der Hand: Sie schaffen seines Erachtens keinesfalls eine unnatürliche hormonelle Situation im Körper der Frau, deren Eierstockfunktion (»biologisch sinnvollerweise«, wie Dr. Huber zugibt) immer mehr nachläßt. Ganz im Gegenteil: »Diese in der Entwicklung des Homo sapiens zweifellos neue Situation rechtfertigt die Beseitigung von Mangelerscheinungen, welche erst durch die eben erwähnte höhere Lebenserwartung entstanden sind und der Natur vorher unbekannt waren.«

Eine Argumentationskette von bestechender Logik: Früher starben Frauen, ihrer natürlichen Bestimmung entsprechend, im Durchschnitt mit 38 Jahren und erlebten deshalb ihre Wechseljahre plus -beschwerden gar nicht erst. Heute werden sie naturwidrig doppelt so alt und bekommen deshalb Mangelerscheinungen, die man(n) dann künstlich beseitigen beziehungsweise denen frau vorbeugen muß.

Jedoch krankt diese Argumentation an zwei ganz entscheidenden Punkten:

1. Die allgemeine menschliche Lebenserwartung ist grundsätzlich *genetisch programmiert*, also im Erbgut verankert. Zu allen Zeiten der bekannten Geschichtsschreibung – und vermutlich weit darüber hinaus – gab es Frauen, die ebenso alt oder älter wurden als der heutige Durchschnitt. Genetische Programmierungen der Spezies ändern sich aber

nicht innerhalb so minimaler Zeiträume, wie 150 Jahre sie evolutionsgeschichtlich darstellen – es sei denn, durch Eingriffe ins Erbgut, wie sie bei Gentherapien versucht werden. Auch früher hätten Frauen also im Durchschnitt so alt werden können wie heute. (Für Männer wird hohes Alter übrigens seit Methusalems Zeiten als etwas ganz Natürliches, wenn auch nicht häufig Vorkommendes angesehen.)

2. Ob ein genetisch *mögliches* hohes Lebensalter *individuell* auch tatsächlich erreicht wird, hängt von zahlreichen Umweltfaktoren und Lebensbedingungen ab.

Woran starben Frauen denn so früh, daß sie vor 150 Jahren nur im Schnitt 38, vor rund 2000 Jahren sogar nur 28 Lebensjahre erreichten?[12] Sie starben durch verpfuschte Abtreibungen, durch Fehlgeburten, Frühgeburten, bei schwierigen Entbindungen, durch fehlende Hygiene bei Entbindungen und an anschließendem Kindbettfieber (dem erst Prof. Semmelweis vor ca. 150 Jahren ein Ende setzte, indem er das Händewaschen für Ärzte und Geburtshelfer »erfand«); durch insgesamt zu zahlreiche Schwangerschaften, Schwangerschaftskomplikationen, Infektionen, Seuchen, einige Jahrhunderte lang auch als verfolgte »Hexen«. (Diese rund sechs Millionen Frauen, die innerhalb von drei Jahrhunderten umgebracht wurden, fallen allerdings rein statistisch weniger ins Gewicht.)

Seit 150 Jahren hat sich, zumindest in den westlichen Industrieländern, auf den meisten dieser Gebiete Entscheidendes getan. Die medizinische Wissenschaft hat außerordentlich viel dazu beigetragen, daß Frauen und Männern insgesamt heute ein längeres Leben beschert ist, die Mütter- und Kindersterblichkeit gesenkt werden konnte und so weiter. (Allerdings: Immer noch stirbt weltweit alle drei Minuten eine Frau an den Folgen einer unsachgemäßen, weil illegalen Abtreibung,[13] und auch die Kindersterblichkeit ist bei uns nicht so niedrig, wie sie sein könnte.) Das gibt den medizinisch-wissenschaftlich Arbeitenden jedoch noch lange nicht das Recht, sich als Besserwisser über die Natur aufzuspielen: Im Grunde haben sie lediglich das einlösen geholfen, was von der Natur als Menschen-Möglichkeit so vorgesehen war, nämlich ein genetisch programmiertes Alter auch tatsächlich zu erreichen.

Mit all dem Ungewohnten fertig zu werden, das höhere Lebenserwartung nun den Frauen – und auch den Männern – beschert, ist *unter anderem auch* eine Herausforderung für die Medizin. Jedoch längst nicht nur für sie, und ganz sicher nicht nur für die Hormonforschung.

Jedoch: Die Hormonforscher und -forscherinnen lassen nicht locker. Schon kommt die nächste Hormonbehandlung gegen Alterserscheinungen ins Gespräch – diesmal ausnahmsweise nicht mit Geschlechtshormonen, sondern mit dem Wachstumshormon *Somatostatin*. Und es wurde (auch dies eine Besonderheit) diesmal nicht zuerst an Frauen, sondern an Männern ausprobiert: Zwölf Männer zwischen 61 und 81 bekamen ein halbes Jahr lang gentechnisch gewonnenes Somatostatin verabreicht. Danach hatten sie nach vorläufigen Berichten 14 Prozent Fett verloren, Muskel- und Organmasse hatten um 9 Prozent zugenommen, die Knochen waren stärker, die Haut dicker geworden. Alles in allem ein »Verjüngungseffekt« um 10 bis 20 Jahre, wie die Wissenschaftler um Dr. Daniel Rudman aus Wisconsin meinten. Aber auch »kein Jungbrunnen«, wie sie sich beeilten hinzuzufügen.[14]

Nur ein Plan mehr, um der Natur ein Schnippchen zu schlagen und ja nicht auf die übliche Weise alt zu werden.

Jungbrunnen Melatonin?

Als »Wunderhormon« wird seit kurzem außerdem das Melatonin bezeichnet: Es soll nicht nur Schlafstörungen beheben und die Auswirkungen des *Jet-lag* nach Flugreisen durch Zeitzonen mildern können, sondern geradezu ein Jungbrunnen sein, der Alterserscheinungen und zahllosen Krankheiten bis hin zu Krebs vorzubeugen in der Lage sein soll. Folgen wir etwa dem New Yorker Arzt Dr. Steven J. Bock, der zusammen mit dem Medizinjournalisten Michael Boyette die neuesten Forschungsergebnisse über das Zirbeldrüsenhormon in einem Buch zusammengetragen hat,[15] so gibt es anscheinend fast keine Körperfunktion, auf die Melatonin keinen, teils enormen, Einfluß hätte. Und das hieße natürlich auch: auf das körperliche, geistige und seelische Wohlbefinden. Es soll zum Beispiel:

- im Herz-Kreislauf-System das Risiko von Blutpfropfbildungen verhindern und so indirekt vor Herzinfarkt und Schlaganfall schützen;
- im Immunsystem die Fähigkeit weißer Blutkörperchen, Antikörper zu bilden, fördern und so die Infektabwehr stärken;
- im Zellsystem als sogenanntes Antioxydans wirken (= Oxydierungsprozesse verhindern) und die Zellen damit gegen die schädliche Wirkung bestimmter Moleküle, der Freien Radikale, schützen;
- in der Hirnanhangdrüse eine Art »Oberhormon« darstellen, das die Ausschüttung vieler anderer Hormone, auch der Geschlechtshormone, reguliert.

Und da mit zunehmendem Alter der Melatoninspiegel im Körper sinkt, spekulieren Bock und andere Hormon-Enthusiasten bereits, nun aber endgültig dem Geheimnis des Alterns auf die

Spur gekommen zu sein. Ganz klar: Wer genügend Melatonin zu sich nimmt, bleibt länger jung, fit, frisch und kann Alterungsprozessen endlich ein Schnippchen schlagen: »Entscheidend ist, daß dieser Vorgang beeinflußt werden kann.«

Kommt uns das nicht irgendwie bekannt vor? Statt der Östrogene sind es nun industriell hergestellte Melatoninpräparate, die uns ewige Jugend verheißen. Da sie nicht aufwendig im Labor synthetisiert werden müssen, sondern preiswert aus massenhaft anbaubaren Bohnen gewonnen werden können und zudem, jedenfalls nach den bisherigen Kurzzeiterkenntnissen, keine Nebenwirkungen außer Müdigkeit zu haben scheinen, unterliegen diese pflanzlichen Hormonpräparate keiner ärztlichen Rezeptpflicht, sondern können – wie Vitamin-, Mineralstoff- und Enzympräparate – auch in Bioläden verkauft werden. (Zumindest gilt das für die USA; in Deutschland gibt es derzeit noch Patentprobleme, so daß Melatoninkapseln noch nicht im allgemeinen Handel erhältlich sind). Ein Markt also, der Milliardengewinne verspricht, wenn sich die Botschaft vom »Jungbrunnen-Hormon« erst einmal überall herumgesprochen hat.

Doch Vorsicht ist geboten. Zum einen, was die Erkenntnisquellen anbelangt: Die allermeisten Behauptungen über die Wirkungen von Melatoningaben stammen bislang aus Laborversuchen mit isolierten Zellen oder aus Tierversuchen. Großangelegte Studien mit Menschen, gar über längere Zeiträume hinweg, gibt es noch nicht. Und was Tiere oder Einzelzellen anregt, muß das »Netzwerk Mensch«, wie die Wissenschaftsjournalistin Gaby Miketta unsere körperlich-geistig-seelische Einheit nennt,[16] noch lange nicht gleichermaßen beeinflussen.

165

Zum zweiten, was die Nebenwirkungen anbelangt: Ein Hormon, das so ungemein wichtig für so ungemein viele Körperfunktionen sein soll, kann mit Sicherheit auch die gesamte »innerbetriebliche« Regulation durcheinanderbringen, wenn es zu häufig, in zu hoher Dosierung, zu langfristig oder in nicht-physiologischem Einnahmerhythmus (das heißt, nicht der Chronobiologie unseres Organismus entsprechend) von außen zugeführt wird. Ja, möglicherweise reicht bereits die *Einnahme ohne eindeutige medizinische Indikation*, um Gesundheitsprobleme hervorzurufen, die es ohne Melatoninpräparate nicht gegeben hätte.

Dafür nur ein Beispiel: Bei Frauen in nördlichen Ländern mit ihren langen Wintern wurden in der dunklen Jahreszeit stark erhöhte Melatoninspiegel festgestellt – gleichzeitig aber auch eine hohe Quote sogenannter Winterdepressionen (von denen weltweit zu 80 Prozent Frauen betroffen sind).[17] Vielen medizinischen Studien zufolge gibt es hier einen deutlichen Zusammenhang. Wer nun Melatoninpräparate schluckt, um »länger jung zu bleiben«, und so den eigenen Melatoninspiegel auf höhere Werte als normal schraubt, handelt sich damit auf Dauer womöglich Depressionen ein. Ohne Lebensfreude jedoch fällt das Leben schwer. Viele Depressive haben bekanntlich eher den Wunsch, es zu verkürzen als zu verlängern...

10. Krank oder nicht krank –
das ist hier die Frage

Hormonveränderung? Hormonstörung?

Längst nicht jede Hormonveränderung ist eine Hormonstörung. Viele Veränderungen des hormonellen Gleichge-
wichts, die medizinisch als Störung klassifiziert werden, pen-
deln sich von selbst wieder ein. Eine psychische Streßsituation
kann vorübergehen, und dann ist auch hormonell oft alles wieder im Lot. Eine Entbindung und die Stillzeit haben irgendwann ein Ende, und dann kehrt der Zyklus zur »Normalität«
der Nicht-Schwangerschaft zurück. Ein Schwangerschaftsabbruch kann betrauert werden, und auch die Hormone finden
wieder ins Gleichgewicht. Eine Gebärmutterentfernung hat die
Durchblutung der anderen inneren Organe kurzfristig gestört,
doch dann reguliert sich alles nach und nach, und die Eierstöcke nehmen ihre Funktion wieder auf.

Zwischen Hormonveränderungen und Hormonstörungen
eine klare Grenze zu ziehen, ist äußerst schwierig.

Ist es beispielsweise *natürlich*, wenn eine Frau auf eine besonders stressige Situation mit dem Ausbleiben der Menstruation reagiert – oder sollte sie, roboterähnlich, immer gleich-
mäßig im Rhythmus bleiben? Ist es *krankhaft*, wenn der Zyklus
einer Frau schwankt, weil sie als Stewardeß oder Pilotin häufig
»gegen die Zeit« fliegen muß? Ist es *natürlich*, wenn der Organismus einer Frau ihre zwiespältigen Gefühle hinsichtlich der
Fortpflanzung verinnerlicht und deshalb kein Eisprung stattfindet? Ist es *krankhaft*, wenn der Zyklus nach einer großen
Operation eine Zeit braucht, um wieder in Gang zu kommen?

Die Medizin, als ordnungsliebende Wissenschaft, hat für alle solche Zyklusschwankungen, -unterbrechungen und wech-

selhaften Abläufe eine Reihe von Schubladen zur Hand, die mit den Namen von diversen »Störungen« und »Krankheiten« beschriftet sind. Über die Tatsache jedoch, daß eine Frau möglicherweise sehr *gesund* reagiert, wenn ihr Körper sich unter ungesunden Umständen weigert mitzuspielen, wird sie in den seltensten Fällen aufgeklärt.

Die Begriffe von Gesundheit und Krankheit wurden in den letzten Jahrhunderten immer wieder in einem anderen Licht betrachtet und neu definiert,[1] ebenso wie die Begriffe Leben (wann fängt es an?) und Tod (wann ist er endgültig?). Frauen haben dabei vielfach ein Wörtchen mitzureden gehabt – aber eben nur ein Wörtchen. Das entscheidende Machtwort erging und ergeht meistens aus Männermund, und Frauen haben das schon wiederholte Male zu Recht beklagt.

Das trifft auch auf die Hormone zu: Wer die medizinische Literatur der letzten Jahrzehnte dazu betrachtet, wird den Eindruck nicht los, daß hier wieder einmal vor allem Männer für Frauen entscheiden, was in puncto weibliche Hormone als gesund oder als gestört, als natürlich oder als krankhaft betrachtet werden soll. Das stellt jedoch die Autonomie, das Selbstbestimmungsrecht jeder einzelnen Frau massiv in Frage. *Sie selbst* kann in jedem Augenblick ihres Lebens darüber entscheiden, ob sie eine Hormonveränderung als natürlich akzeptieren oder als Störung ihres Wohlbefindens eben nicht einfach hinnehmen will. Und nur *sie selbst* entscheidet, ob sie sich als behandlungsbedürftig = gesund (reagierend) betrachten will. Das betrifft alle psychischen Veränderungen, die mit Hormonveränderungen einhergehen, ebenso wie alle geistigen und körperlichen.

Das Kapitel 4 hat bereits deutlich gemacht: Frauen sind *keine* hormongesteuerten Wesen – auch wenn das Zusammenwirken ihrer Geschlechtshormone bei ihnen *deutlicher* und *in zyklischer Wiederholung* in Erscheinung tritt (was bei Männern so nicht der Fall ist). Wenn sie also eine hormonelle Veränderung an sich feststellen oder wenn der Arzt bzw. die Ärztin bei ihnen eine solche diagnostiziert, ist es zunächst einmal wichtig, nach den Ursachen dieser Veränderung zu forschen. Liegen sie nämlich nicht im hormonellen System oder in den Organen selbst, kann es vollkommen falsch sein, gleich »zyklusregulierende« Hormonpräparate zu verabreichen. Damit würde höchstens an den Symptomen herumkuriert, und die eigentlichen Ursachen blieben bestehen.

Anhaltspunkte, sich gesund oder krank zu fühlen

Jede Frau ist zunächst einmal Expertin ihrer selbst. Sie weiß am ehesten, welche hormonellen Rhythmen und Zykluserscheinungen, welche Stimmungsschwankungen und Konzentrationsveränderungen, welche Leistungsbereitschaft und -mängel, welche Beschwerden, Schmerzen, Unwohlbefindlichkeiten für sie »eigentlich ganz normal« sind und welche nicht, welche Blutungen und Blutungsstärken für sie etwas ganz Gewöhnliches sind und welche unnormal – also unerwartet: unerwartet oft, spät, früh, leicht, schmerzhaft, ein Grund zur Beunruhigung.

Jede Frau ist darüber hinaus auch zunächst einmal Expertin ihrer Lebenssituation. Sie weiß am ehesten, welche freudigen, stressigen, schmerzhaften, trauervollen, ärgerlichen, entmutigenden, demütigenden Ereignisse sie in der letzten Zeit erlebt hat – und welche davon, wenn sie genauer darüber nachdenkt, sehr wohl auch mit einer nachfolgenden Hormonstörung zu tun haben könnten.

In allen Fällen, in denen sie damit nicht allein fertig wird oder in denen sie nicht recht an die – möglicherweise sehr tiefliegenden – Ursachen ihrer Beschwerden herankommt, kann und sollte sie fachliche Hilfe in Anspruch nehmen und sich diagnostisch wie therapeutisch beraten lassen.

Um hormonellen Veränderungen und eventuellen Mißhelligkeiten leichter auf die Spur zu kommen, kann sie einige Monate lang eine Art Menstruationskalender führen, in dem sie für jeden einzelnen Tag verschiedene Rubriken führt:

• Wie geht es mir körperlich? Besonderheiten?

• Wie geht es mir geistig-seelisch? War ich heute besonders gutgelaunt / besonders aggressiv / depressiv / unkonzentriert / leistungsbereit / empfindlich / friedfertig / mit den Nerven fertig?

• Gab es heute etwas, das mich seelisch besonders berührte?

• Festgehalten werden sollte dabei auch, an welchem Tag ihres Zyklus sie sich gerade befindet und welche Erscheinungen (Blutung, körperliches Wohl- oder Unwohlbefinden, Mittelschmerz usw.) sie dabei bemerkt.

Solches Tagebuchführen gibt über vieles Aufschluß. Zum einen können dabei rhythmisch wiederkehrende Veränderungen aufgespürt werden – aber auch solche, die gar keinem besonderen (Monats-)Rhythmus unterliegen, sondern über den ganzen Zyklus verstreut vorkommen. Es ist dann eher unwahrscheinlich, daß sie etwas mit »den Hormonen« zu tun haben. Zum anderen können dabei deutliche Unregelmäßigkeiten dingfest gemacht werden, die augenscheinlich den Zyklus bzw. die Hormondrüsen betreffen und denen vielleicht doch mit ärztlicher Hilfe nachgegangen werden sollte.

170

Zum dritten kann daraus ersehen werden, wie seismographisch oder wie vergleichsweise wenig empfindlich der hormonelle Regelkreis – zumindest im Beobachtungszeitraum – auf einschneidende seelische Erlebnisse anspricht. Es hilft der Frau, ihre Toleranzgrenzen besser einzuschätzen. Und es hilft ihr auch, sich einzugestehen, welche Ereignisse sie offenbar doch stärker belastet oder mitgenommen haben, als sie anfangs dachte oder gerne gewollt hätte.

Ein derartiges Vorgehen schlägt die Ärztin Dr. Michelle Harrison[2] den Frauen vor, die Grund zur Annahme haben, am prämenstruellen Syndrom zu leiden. Es läßt sich jedoch auch auf alle anderen Befindlichkeitsstörungen und ungewöhnlichen psychischen Hoch-Tief-Stimmungen anwenden, von denen eine Frau annimmt, daß sie etwas mit dem Auf und Ab ihrer Hormone zu tun haben.

Speziell Frauen im Klimakterium und solchen, die nach einer Eierstock- oder Gebärmutteroperation mit hormonellen Störungen rechnen müssen, empfiehlt die Hormonforscherin Dr. Winnifred B. Cutler[3] den sogenannten Kuppermann-Index zur Ermittlung von klimakterischen Beschwerden.

Jedes Symptom, das mit der Hormonumstellung zu tun haben könnte, wird in eine Tabelle (siehe S. 172) von oben nach unten eingetragen. Jedem dieser Symptome mißt Kuppermann für die Gesamtbewertung eine bestimmte Bedeutung bei, die mit einem Faktor von 1 bis 4 bezeichnet wird. (Wie diese Bewertung zustande kommt – ob danach, wie lästig das Symptom für Frauen meist ist, oder danach, wie häufig sie es angeben –, geht aus dem Index leider nicht hervor, wäre jedoch für die Diskussion nicht unwichtig.)

Die Frau selbst entscheidet nun, ob sie das Symptom hat (wenn nicht, macht sie an der entsprechenden Stelle eine Null) und wenn ja, in welcher Stärke: 1 = leicht, 2 = mäßig stark und 3 = schwer. Dann werden die einzelnen Ziffern – Faktor mal

Schweregrad – miteinander multipliziert, und schließlich wird die ganze Kolonne (Punktzahl) zusammengezählt.

Heraus kommt eine Endsumme, die der Frau helfen kann einzuordnen, wie stark sie leidet: Unter 20 Punkten hat sie leichte Beschwerden; zwischen 20 und 35 hat sie mäßig starke, und über 35 hat sie schwere.

Symptom	Faktor	mal	Schweregrad (0 bis 3)	=	Punktzahl
Hitzewallungen/nächtliche Schweißausbrüche	4	×	_____	=	_____
Hautprickeln, -brennen	2	×	_____	=	_____
Schlaflosigkeit	2	×	_____	=	_____
Nervosität	2	×	_____	=	_____
Trübsinnigkeit (Depression)	1	×	_____	=	_____
Schwindelgefühle	1	×	_____	=	_____
Mattigkeit	1	×	_____	=	_____
Muskel-/Gelenkschmerzen	1	×	_____	=	_____
Kopfweh	1	×	_____	=	_____
Herzklopfen	1	×	_____	=	_____
Hautjucken	1	×	_____	=	_____
Kuppermann-Index (gesamte Punktzahl):					_____

So mancher Frau könnte beim Anblick dieser Ziffer etwas mulmig werden, merkt sie daran vielleicht erst so richtig, daß sie doch ziemlich im Ungleichgewicht ist und sich das alles auch nicht bloß einbildet. Andere können sich bei »leichtem« Befund überlegen, ob sie ihre Beschwerden tatsächlich besonders wichtig nehmen = sich behandlungsbedürftig fühlen sollten oder ganz einfach abwarten.

Frauen mit mäßig starken Beschwerden stehen natürlich vor der gleichen Entscheidung, und es wird nicht zuletzt von ihrer sonstigen Lebenssituation abhängen, wofür sie sich im Endeffekt halten: für belastet, aber doch halbwegs fit oder eher für krank und damit behandlungsbedürftig.

Welche Therapieangebote eine Frau im letzteren Fall in Anspruch nehmen will, ist wiederum allein ihre Sache. In meinem Buch ›Naturheilkunde. Das Handbuch für Frauen‹[4] habe ich rund 20 (!) verschiedene natürliche Heilverfahren dargestellt, zu denen Frauen mit Beschwerden im Wechsel greifen können. Es geht also, gewußt wie, auch ganz ohne künstliche Hormonpräparate.

11. Seelenruhig Hormone schlucken?

Hormontherapie und Psyche

Holly H., 14 Jahre, will Tänzerin werden. Weil sie täglich hart trainiert und wie alle Ballettratten eisern auf ihr Gewicht achtet, hat sie ihre Menstruation noch nicht bekommen, obwohl sich an ihrem Körper sonst schon deutlich die werdende Frau abzeichnet. Holly stört es nicht, daß sie nicht menstruiert; ihren Kolleginnen geht es schließlich ebenso. Irgendwann, denkt sie, wird das schon noch kommen; und wenn nicht, kann sie ja mit einer Hormonbehandlung nachhelfen; ihr Gynäkologe hat sie auf diese Möglichkeit aufmerksam gemacht.

Mit 17 hat Holly gelegentlich eine Blutung und manchmal auch einen Eisprung. Da sie außerdem einen Freund hat, beschließt sie, keinerlei Risiko einzugehen, das ihre Karriere gefährden könnte, und nimmt fortan die Antibabypille. Und zwar ohne die übliche einwöchige Pause jeden Monat: Diesen Tip bekam sie von anderen Tänzerinnen, die sich damit die übliche Abbruchblutung ersparen und für jeden Aufführungsabend fit sind.

Holly schluckt tagein, tagaus die Pille und trainiert. Als sie 23 ist, beendet ein schwerer Bühnenunfall jäh ihren Ballerina-Traum. Holly meint, am Leben verzweifeln zu müssen, bis sie Peter trifft. Peter ist 27, Orchestermusiker und sehr in Holly verliebt. Sie beschließen zu heiraten. Und Holly will sobald wie möglich ein Kind: etwas, das ihr eine neue Aufgabe im Leben geben soll. Also setzt sie die Pille ab. Aber nichts tut sich: Ihr Zyklus will einfach nicht so richtig in Gang kommen. Der Gynäkologe verschreibt ihr Hormonbehandlungen. Monate-, jahrelang starrt Holly auf Temperaturkurven, schläft mit Peter genau an den Tagen, an denen ihr Eisprung auftreten sollte; doch der Erfolg bleibt aus.

Hollys Kinderwunsch wird immer übermächtiger, und da der Arzt neben den Zyklusstörungen auch noch verklebte Ei-

leiter bei ihr festgestellt hat, verursacht durch schlecht ausge-
heilte Entzündungen, entschließt sich Holly – mittlerweile 28 –
zum »Retortenbaby«: In der Klinik sollen ihr Eier entnommen
und mit Peters Spermien befruchtet werden. Eine befruchtete,
schon mehrfach geteilte Eizelle soll ihr dann in die Gebärmutter eingepflanzt werden. Damit, hofft Holly, wird ihr Traum
vom Kind in Erfüllung gehen.

Doch bevor sie auf diese Weise geschwängert werden kann,
sind weitere Hormonbehandlungen erforderlich: Ihre Eierstöcke müssen stimuliert werden, damit reife Eier zur Entnah-
me vorhanden sind; ihr Körper muß ganz genau mit dem Eingriff synchronisiert werden, damit sich der Mini-Embryo auch
in der Gebärmutter einnisten kann.

Nach dem dritten Versuch klappt es endlich: Holly ist
schwanger. Doch sie hat immer wieder Blutungen, die anzeigen, daß sie zum Abgang neigt. Also bekommt sie erneut Hormone und muß viel liegen: Das soll die drohende Fehlgeburt
abwenden.

Schließlich, nach vielen bangen Monaten, rückt der Entbin-
dungstermin heran. Aber die Wehen kommen nicht richtig in
Gang. Mit dem hormonellen Wehentropf wird auch diese Klip-
pe überwunden. Das Baby kommt zur Welt und ist hübsch und
gesund.

Holly jedoch geht es schlecht: Sie hat eine schwere Wo-
chenbettdepression. Hormone helfen ihr über den Berg. Nur
stillen kann sie jetzt leider nicht, weil die Medikamente in die
Muttermilch übergehen und dem Baby schaden würden.

Zwei Jahre später hat Holly zwar einen halbwegs regelmäßig
funktionierenden Zyklus, aber keine Lust, ein zweites Kind zu
bekommen. Außerdem klagt sie seit einiger Zeit sehr über prämenstruelle Beschwerden. Der Arzt wiegt zwar bedenklich den
Kopf – immerhin raucht Holly viel, neigt zu depressiven Verstimmungen und hat öfter starkes Kopfweh –, aber weil sie die

Spirale nicht verträgt, Diaphragma und Kondome scheußlich findet, verschreibt er ihr schließlich doch wieder die Pille.

Holly hat zwar nun kein PMS mehr, aber immer wieder heftige Unterbauchbeschwerden: Ihre Eileiter und Eierstöcke neigen nach wie vor zu Entzündungen. Eines Tages (Holly ist inzwischen 38) rät der Arzt zum chirurgischen Eingriff: Dabei würden alle kranken Organe herausgenommen, und Holly hätte dann auch in puncto Verhütung ihre Ruhe.

Da sie aber keinesfalls schon mit Ende dreißig in die Wechseljahre kommen will, schluckt sie im Anschluß an die Operation erneut Hormone: Östrogene und Gestagene, die ihr Körper nun nicht mehr selbst produzieren kann. Das, meint der Gynäkologe in der Klinik, sollte sie am besten die nächsten dreißig Jahre hindurch beibehalten: Damit könnte sie nämlich bis ins hohe Alter hinein verhüten, daß ihre Knochensubstanz etwa wegen eines Östrogenmangels Schaden nimmt und sich zu rasch abbaut. Nein, eine solche Osteoporose, gar einen »Witwenbuckel« will die ehemalige Tänzerin nicht riskieren, denn sie ist immer noch sehr stolz auf ihren schmalen, eleganten Körper.

Deshalb nimmt sie regelmäßig ihre Hormontabletten. Und wenn sie nicht gestorben ist…

Seele und Körper in hormoneller Behandlung

Die Geschichte von Holly H. habe ich erfunden. Aber sie gehört nicht ins Reich der Fabel. Hormone begleiten heute bereits viele Frauen durch Jahrzehnte ihres Lebens. Und wenn die hormonellen Behandlungsangebote weiterhin verfeinert, immer wieder neuartige und besser verträgliche entwickelt werden, wird irgendwann der Tag kommen, an dem eine Geschichte wie die von Holly H. normaler Frauenalltag ist.

Körperliches und Seelisches vermischen sich bei *jeder* Hormontherapie (zu der ich hier auch die Einnahme der Antibabypille zählen möchte, obwohl normale Empfängnisbereitschaft, die es mit ihr zu unterdrücken gilt, natürlich keine Krankheit ist). In keinem einzigen Fall greift eine Frau *ausschließlich* aus seelischen oder *ausschließlich* aus körperlichen Gründen zu Hormonpräparaten:

- Eine unfruchtbare Frau zum Beispiel nimmt Hormone, weil sie unbedingt ein Kind haben will. Hätte sie keinen Kinderwunsch, könnte sie ebensogut auf diese Therapie verzichten.
- Eine depressive Frau, zum Beispiel im Wochenbett, nimmt Hormone, damit sie sich seelisch wieder besser fühlt. Gleichzeitig hat sie aber auch unliebsame körperliche Symptome der Depression, die mittels Therapie abklingen sollen: Händezittern, Herzrasen, Probleme beim Koordinieren der Bewegungen, Verstopfung usw. Und sie hat vom Arzt gehört, daß ihre Depression eine körperliche Ursache habe: den Hormonabsturz nach der Entbindung.
- Frauen in den Wechseljahren nehmen Hormone, weil sie damit ihre Hitzewallungen bekämpfen, ihre Haut glatter halten, einer Scheidentrockenheit und späterem Knochenschwund vorbeugen wollen. Gleichzeitig hoffen sie, damit von depressiven Anfällen verschont zu bleiben, genausoviel

177

Lust auf Liebe zu haben wie früher und längere Zeit als attraktiv zu gelten.

Aus den gleichen Gründen findet die Wirkung künstlicher Hormone niemals *ausschließlich* auf der körperlichen oder *ausschließlich* auf der seelischen Ebene statt. Sie beeinflussen stets die gesamte Person, die sie einnimmt (oder sich als Injektion, Salbe, Pflaster, Depot-Präparat verabreichen läßt). Wie jedoch bereits in Kapitel 4 ausgeführt, ist es bislang nicht gelungen, auch nur ein einziges Hormon ganz exakt mit bestimmten seelischen Regungen, Hochgefühlen oder Depressionen in Verbindung zu bringen. Andersherum ausgedrückt: Keine einzige seelische Regung läßt sich mit Bestimmtheit auf das Wirken eines einzelnen Hormons, oder auch nur einer Hormonkombination, zurückführen. Das gilt für die körpereigenen Hormone des weiblichen Körpers ebenso wie für die künstlich von außen zugeführten (die meist auch künstlich hergestellt, das heißt, nicht aus menschlichen Geweben gewonnen sind).

Nachgesagt wird den Hormonpräparaten freilich vieles, zum Beispiel:

* *Künstliche Östrogene* sollen Depressionen lindern, Müdigkeit und Konzentrationsmangel beheben, Optimismus und Extrovertiertheit verstärken, das Selbstwertgefühl heben, die Zuversicht in die Zukunft aufleben lassen und ganz allgemein die Psyche in Schwung bringen.[1]

* *Künstliche Gestagene* sollen die Psyche harmonisieren (indem sie ein Östrogen-»überangebot« abfangen), und sie sollen etwaige psychische Symptome bei Progesteronmangel/PMS lindern, z.B. Reizbarkeit, Unruhe, Schlafstörungen.[2] (*Hinweis*: Diese Angaben beziehen sich nicht auf die Antibabypille, sondern auf Hormongaben, die aus therapeutischen Gründen verschrieben werden.)

- *Künstliche Androgene* (Testosteron) sollen die geistige Aktivität fördern und der Frau mehr Lust auf Sex machen.[3]
- *Künstliche Anti-Androgene* (Präparate, welche die »männlichen« Hormone im weiblichen Körper dämpfen) sollen Reizbarkeit und Aggressivität zügeln.[4]
- *Künstliche Prolaktin-Hemmer* (verschrieben bei Überproduktion des Milchbildungshormons) sollen Depressionen und andere seelische Symptome des prämenstruellen Syndroms lindern.[5]

Vor allem in bezug auf die Östrogenpräparate wurden weltweit zahlreiche Studien durchgeführt, die sich mit den Wirkungen auf die Psyche der Frauen beschäftigen. Und viele Forscher fanden denn auch die erhofften Wirkungen bestätigt: Den Patientinnen ging es, wenigstens zum Teil, bei einer Östrogenbehandlung seelisch tatsächlich besser.

Allerdings – und das wird erheblich seltener hervorgehoben – blieb kein einziges Ergebnis dieser Art in der wissenschaftlichen Welt unwidersprochen. »Mehrere Wissenschaftler konnten diese positive Wirkung [der Östrogenpräparate] nicht ausreichend bestätigen oder widerlegten solche Befunde ganz oder teilweise«, berichtet dazu Prof. H. Kopera, »sie halten eine direkte psychotrope [= die Seele beeinflussende] Wirkung der Östrogene für fraglich oder gehen davon aus, daß einige psychische Symptome damit nur unwesentlich therapeutisch beeinflußbar sind.«[6]

Eine Erklärung für solch unterschiedliche Ergebnisse, meint er weiter, »kann nicht gegeben werden«. Was dabei allerdings übersehen wurde: Die *innere Einstellung* der jeweiligen Forscher zu der verabreichten Hormontherapie kann sich sehr wohl auf Behandlungserfolg oder -mißerfolg auswirken, denn sie beeinflußt unterschwellig auch die Erwartungshaltung der Patientinnen (mehr dazu ab S. 189).

Ein weiterer Weg, wie Hormone auf die Psyche wirken, führt über den »Umweg« der körperlichen Symptomatik: Mit Ausnahme der depressiven Verstimmungen werden Hormonpräparate nämlich zumeist nicht vorrangig wegen seelischer, sondern wegen körperlicher Beschwerden verschrieben. Zum Beispiel Androgene gegen bestimmte Formen von Brust- oder Gebärmutterkrebs, aber auch gegen manche Wechseljahrssymptome, Anti-Androgene gegen »übermäßige« Körperbehaarung bei Frauen, Prolaktinhemmer gegen Brustdrüsenentzündungen oder Ausbleiben der Menstruation (*Amenorrhö*), Östrogen-Gestagen-Kombinationen gegen Zyklusstörungen, Östrogene gegen Hitzewallungen und trockene Scheide im Klimakterium und so weiter.

Je besser nun eine Hormontherapie körperlich »anschlägt« und je mehr körperliche Beschwerden während der Behandlung verschwinden, desto besser geht es der Betreffenden natürlich auch seelisch. Der Frau selbst dürfte es wohl letztlich gleichgültig sein, auf welchem Wege die Besserung ihres Wohlbefindens herbeigeführt wird: Hauptsache, es funktioniert.

Diejenigen Frauen jedoch, die trotz Hormontherapie gar keine oder nur geringfügige positive Auswirkungen auf ihre Psyche verspüren, fühlen sich mit Recht verprellt: Hatte man ihnen zuvor doch so viel Gutes davon versprochen...

Das Ausbleiben erhoffter Wirkungen wird insbesondere dann zum Problem, wenn sich unliebsame Nebenwirkungen der jeweiligen Hormontherapie zeigen. Und dagegen ist keine Frau gefeit.

Mögliche Nebenwirkungen von Hormontherapien

Eine hormonelle Therapie ohne das Risiko von Begleit- und Folgeerscheinungen gibt es nicht: Künstliche Hormone – auch wenn man sie verharmlosend »natürliche« Hormone nennt, falls sie auf der Basis von Pflanzen oder von Stutenharn gewonnen werden – sind stark wirksame, heftig in den Gesamtorganismus eingreifende Substanzen, und dabei kann immer etwas danebengehen. Oft läßt sich das dann durch Wechsel auf ein anderes Präparat mit etwas anderer chemischer Zusammensetzung oder durch Reduzierung der Hormondosis beheben. Das Risiko langfristig auftretender Gesundheitsschäden bleibt jedoch immer bestehen.

Wie groß es für die einzelne Frau ist, hängt von zahlreichen Faktoren ab: Hormonmenge, Dauer der Behandlung, bestehende Erkrankungen und Stoffwechselstörungen, Rauchgewohnheiten, Alter, Gewicht – um nur einige zu nennen. Und es gibt natürlich auch Frauen, die aufgrund ihres besonders hohen persönlichen Risikos bzw. wegen bereits bestehender Erkrankungen überhaupt keine Hormonpräparate bekommen dürfen.

Bei einer gut vorbereiteten Hormontherapie werden die möglichen Risikofaktoren *der einzelnen Frau* (also nicht bloß irgendein statistisches, fiktives Risiko) gegen den möglichen Nutzen abgewogen, den diese Patientin von der Behandlung haben könnte. Überwiegt der erhoffte Nutzen in dieser Abwägung, kann die Behandlung gewagt werden. Entscheiden sollte darüber nie der Arzt oder die Ärztin allein, sondern stets auch die Patientin selbst.

Doch erstens werden viele Frauen in diesen Entscheidungsprozeß überhaupt nicht mit einbezogen und erfahren womöglich erst aus den Beipackzetteln der Medikamentenpackungen, was ihnen schlimmstenfalls alles blühen kann. Zweitens lassen sich viele Nebenwirkungen schon deshalb nicht voraussehen, weil die Patientin vorher nie etwas Vergleichbares eingenommen hat.

Drittens verändert sich die Zahl und *Wahrnehmung* von Nebenwirkungen im Lauf der Zeit. Zum einen haben die Hormongaben bei langfristiger Einnahme mehr Möglichkeiten, das gesamte hormonelle Gefüge dauerhaft zu verändern, was die Zahl und Heftigkeit der unliebsamen Erscheinungen verstärken kann. Zum anderen verändert sich auch der Körper und verträgt manches nicht mehr so gut wie früher.

Viertens kann sich auch die *Bereitschaft* der Frau, wahrgenommene Nebenwirkungen einer Hormontherapie *zu akzeptieren* oder nicht, mit ihrem Erfahrungs- und Wissensstand sowie mit ihrer Lebenssituation verändern. Manche Nebenwirkungen, die sie vorher einigermaßen toleriert hat, findet sie dann vielleicht langsam unerträglich – und das, obwohl sie sich »rein objektiv« gar nicht verschlimmert haben. Das zeigt, daß es im Hinblick auf Schmerzen und Beschwerden keine »Objektivität« gibt, auch wenn Ärzte und Ärztinnen sie immer wieder mit Hilfe von Meßskalen zu erfassen suchen: Das individuelle Leiden ist immer subjektiv und gibt den Ausschlag.

Einer Frau, der ihre Hormontherapie körperliche Beschwerden bereitet, die sie vorher nicht hatte, geht es gleichzeitig auch seelisch schlechter: Ihr gesamtes Befinden wird ja davon in Mitleidenschaft gezogen. Und sie ärgert sich zudem über die Nebenwirkungen, ist vielleicht sogar von ihnen verunsichert (ob sie Schlimmes bedeuten?), und zwar um so stärker, je länger sie anhalten und je mehr sie sich ihnen ausgeliefert fühlt.

Zwischen körperlichen und seelischen Nebenwirkungen und Risiken (also *möglichen* Neben- und Folgewirkungen) einer Hormontherapie strikt zu trennen, wie das häufig geschieht, ist deshalb eigentlich ein Ding der Unmöglichkeit: Alles greift ineinander. Wer durch Hormone Kopfweh, Übelkeits- und Schwindelanfälle, Ödeme, Herzklopfen oder dergleichen bekommt, leidet unter Umständen *eben deshalb* auch noch unter Schlafstörungen, Unruhe, Reizbarkeit – den Auswirkungen der Nebenwirkungen, sozusagen.

Als potentielle Nebenwirkungen von künstlichen Sexualhormonen* werden in der Roten Liste, dem offiziellen Verzeichnis aller in Deutschland auf dem Markt befindlichen Medikamente, herausgegeben vom Bundesverband der Pharmazeutischen Industrie, die folgenden genannt:[7]

- *Androgene*: »Vermännlichung« bei Patientinnen (einschließlich nicht mehr rückgängig zu machender Stimmbandveränderungen); Gallenstau, beschleunigte Knochenreifung, Ödeme, Störungen des Mineralhaushalts, Muskelkrämpfe, Leberfunktionsstörungen, Herzklopfen, Herzrhythmusstörungen, Herzenge, Steigerung der Magensaftproduktion, überschießende Reflexe.

- *Anti-Androgene*: Spannungsgefühl in den Brüsten, verminderte Reaktionsfähigkeit, Müdigkeit, Antriebsminderung, Veränderungen des Körpergewichts, depressive Verstimmungen, Venenthrombosen, Arterienverschluß, Hörstörungen, Juckreiz, schädliche Wirkung auf Ungeborene; Eisprung wird unterdrückt; außerdem müssen Leber-, Schilddrüsen- und Nebennierenrindenfunktion sowie das Blutbild der Behandelten ständig überwacht werden.

- *Gestagene*: Übelkeit, Kopfschmerzen, Migräne, Sehstörungen, Venenentzündungen, Thrombosen, stärkerer Blutdruckanstieg, allergische Reaktionen, Durchbruchsblutungen, Ausbleiben der Menstruation, Gewichtsveränderun-

---

* je nach Wirkstoff und Dosis, nicht bei allen Präparaten gleichermaßen, jedoch kein einziges Präparat risikofrei gen, Spannungsgefühle in den Brüsten, Händezittern, Muskelkrämpfe, Schweißausbrüche, Veränderungen der Regelblutung selbst (schwerer, länger, schmerzhafter usw.), Ödeme, Hautausschläge, Gelbsucht, Durchfall, Erbrechen, Verstopfung, depressive Verstimmung, Pilzinfektionen der Scheide, Gallensteinbildung, Brustschmerzen, Stimmungswechsel, Magen-Darm-Störungen, Blutdruckabfall, Störungen des Mineralstoffhaushalts, überhöhter Kalziumspiegel im Blut, dazu Suchtgefahr, falls kombiniert mit Meprobamat.

- *Östrogene*: Magenbeschwerden, Übelkeit, Gewichtszunahme, Salz- und Wasserbindung im Körper, Blutungen aus der Gebärmutter nach dem Wechsel, Libidoveränderungen, depressive Verstimmungen, Chloasmen (braune Hautflecken), Brustspannen, Kopfschmerzen und Migräne, akute Sehstörungen, Venenentzündungen, Thrombosen, Gallenstau, Blutdruckanstieg, Leberfunktionsstörungen und -tumoren, Myome der Gebärmutter, Hörstörungen, Bluterkrankung (Porphyrie), ungünstige Auswirkungen auf Fettstoffwechsel, die Funktion der Nebennierenrinde und Schilddrüse, bestehende multiple Sklerose, Epilepsie, Krampfneigung, Zuckerkrankheit, Herz- und Nierenkrankheiten; außerdem schädigende Wirkung auf Ungeborene. (*Hinweis*: All dies gilt auch und gerade für Östrogen-Gestagen-Kombinationen zur Langzeit-Therapie!)

- *Östrogene plus Androgene*: siehe oben, dazu noch Klitorisvergrößerung, Brustvergrößerung und -»ausfluß«, schlechte Kontaktlinsenverträglichkeit, vermehrte Zervixschleimbildung, Knotenrose (Erythema nodosum) mit Fieber und Gelenkschmerzen, schlechtes Reaktionsvermögen.

Für Präparate zur *hormonellen Empfängnisverhütung*, die entweder Östrogen-Gestagen-Kombinationen oder nur Gestagene enthalten (Minipille), gelten im wesentlichen die gleichen Risikohinweise. Bei *allen* Präparaten kommt es jedoch sehr auf die Art und Menge der verwendeten künstlichen Sexualhormone an: Sie unterscheiden sich teilweise in ihrem chemischen Aufbau und daher auch in ihren möglichen Nebenwirkungen.

Hormon-Ersatz-Therapien, zum Beispiel nach einer Eierstock-Entfernung, kommen in aller Regel mit kleineren Hormonmengen aus als solche, bei denen auch der Eisprung unterdrückt wird (oder es, wie bei der Antibabypille, vor allem um diese Wirkung geht). Insofern können die Risiken auch jeweils kleiner sein.

Unsere bundesdeutschen Gesetze bringen es mit sich, daß die Pharmaka-Hersteller verpflichtet sind, auch sehr selten auftretende Nebenwirkungen zu nennen. Die einzelne Frau jedoch, die eine oder mehrere dieser grundsätzlich möglichen Nebenwirkungen an sich verspürt oder mit der Verschlimmerung einer bestehenden Krankheit rechnen muß, dürfte es relativ wenig interessieren, ob ihr »Fall« nur »einer auf eine Million Pillenschluckerinnen« ist oder häufiger vorkommt: Sie muß schließlich die Beschwerden erleiden.

Selbstverständlich ist es ein großer Unterschied, ob eine Frau an – womöglich inoperablem – Brustkrebs leidet bzw. gerade eine Krebsoperation hinter sich hat und aus diesem Grund mit bestimmten Hormonpräparaten behandelt wird, die den Tumor oder Tochtergeschwülste bekämpfen helfen sollen, oder ob sie »nur« unter durchaus nicht lebensgefährlichen Beschwerden der Wechseljahre oder PMS-Symptomen leidet. Im ersteren Fall wird sie höchstwahrscheinlich mehr Neben- und Folgewirkungen hinzunehmen bereit sein – Hauptsache, sie kommt mit dem Leben davon oder ihre Lebensqualität bessert sich zumindest deutlich.

Die genannten Risiken gelten jedoch fast ausnahmslos auch für solche Präparate, die wegen keineswegs lebensbedrohlicher Erkrankungen verschrieben werden. Vor allem diese Tatsache ist es, die das bloße Aufzählen der möglichen Gefahren durch Hormongaben wahrhaft zu einem Horrortrip macht.

Viele Ärztinnen und Ärzte werden mir deshalb eine »unverantwortliche Panikmache« und »Verunsicherung der Patientinnen« vorwerfen, wenn ich sie hier so ungeniert hintereinanderweg aufführe. Ich halte es jedoch für ein unverzichtbares Recht jeder Frau, selbst entscheiden zu können, was sie sich möglicherweise mit einer Therapie zumuten will und was nicht. Und für eine ebenso unverzichtbare Pflicht jedes Arztes und jeder Ärztin, die Patientin in der Praxis *sachgerecht* und *wahrheitsgemäß* über alles aufzuklären, was eventuell auf sie zukommt. Wer das Wort von der »mündigen Patientin« ernst nimmt – und zwar auf beiden Seiten –, kommt nicht darum herum, Hormontherapien als das zu betrachten, was sie nun einmal sind: erhebliche Eingriffe in den Gesamtorganismus der behandelten Person.

Ob eine Frau nach erfolgter Aufklärung mit bestimmten Risiken leben will, ist ihre freie Entscheidung: auch dies ein Stück Selbstbestimmung, die sie sich zurückerobert hat.

Falls dann irgendwann tatsächlich Nebenwirkungen der Hormonbehandlung auftreten, ist schließlich noch lange nicht gesagt, daß sie deshalb gleich die Therapie abbricht oder wegen der Gefährlichkeit der Symptome sogar abbrechen muß. Wichtig ist lediglich, daß sie jederzeit die Möglichkeit hat, sich für oder gegen die Weiterbehandlung zu entscheiden. Aus diesem Grund sind meines Erachtens alle Behandlungen mit sogenannten Depot-Präparaten, deren Wirkung längere Zeit anhält, die zwischenzeitlich aber nicht aus dem Körper eliminiert werden können, sehr fragwürdig.

Ob eine Frau auftretende unliebsame Nebenwirkungen erträglich findet, hängt sehr davon ab, wie dringend sie die Therapie braucht (oder zu brauchen meint), welche Alternativen dazu es für sie gibt (oder welche sie kennt) und bei welchen Dingen des Alltags sie sich durch die Nebenerscheinungen besonders eingeschränkt fühlt, etwa im Beruf. Das Wertesystem jeder einzelnen Frau beeinflußt also entscheidend, auf welche Nebenwirkungen sie achtet, welche sie besonders unangenehm findet und ab welchem Schweregrad, welche sie des sonstigen therapeutischen Nutzens wegen tolerieren mag und welche nicht.

Die manipulierbare Weiblichkeit

In den vorangegangenen Kapiteln war bereits ausführlich von den verschiedenen Reifungskrisen die Rede, die in Wechselwirkung mit hormonellen Krisen auftreten. Das (fiktive) Beispiel von Holly H. zeigt, daß eine einzelne Frau sehr viele solcher Krisen in ihrem Leben durchmachen kann. Und immer wieder werden ihr Hormone zur Überbrückung, zur Therapie, zur Vorbeugung angeboten.

Wäre die Geschichte von Holly H. Wirklichkeit, würden psychosomatisch geschulte Ärztinnen und Ärzte sofort aufhorchen und ganz bestimmte Fragen stellen:

• Was hat Hollys innere Einstellung zu ihrer Menstruation damit zu tun, daß diese in ihrer Pubertät so spät (und später nie mehr so ganz richtig) in Gang kam?

• Was blockierte ihre Fruchtbarkeit – obwohl sie sich doch so heftig ein Kind als Lebensinhalt wünschte?

• Wie kam es, daß ausgerechnet ihre Fortpflanzungsorgane –
  und nicht etwa Galle, Magen, Leber, Zähne, Darm usw. –
  sich immer wieder entzündeten?

Und welche Rolle, möchte ich hinzufügen, spielen bei alldem
die fortwährenden Hormonbehandlungen? Wie haben sie sich
auf ihre *innere Einstellung* zu sich selbst, zu ihrer Fruchtbarkeit, ihren Zyklen, ihrem Kinderwunsch, ihrer Operation, ihren
Wechseljahren ausgewirkt?
   Eine Frage, die selten gestellt wird, obwohl sie sich meines
Erachtens aufdrängt. Seit es Hormontherapien und die Antibabypille gibt, ist vieles machbar geworden, wovon Frauen (und
Männer) in früheren Zeiten nur träumen konnten. Der weibliche Körper ist mit ihnen auf eine Weise manipulierbar geworden, die alles bisher Dagewesene in den Schatten stellt. Und allein schon diese Tatsache hat das Leben von Mädchen und
Frauen der Jetztzeit gewaltig verändert.
   Wurde ein junges Mädchen früher ungewollt schwanger,
war die »Schande« für sie groß und lebensbedrohlich: eben wegen dieser Schwangerschaft. Heute muß sich eine Heranwachsende, die schwanger wird, zumindest in unseren Breiten eher
peinlich befragen lassen, weshalb sie denn nicht die Pille genommen habe. – Hormonelle Verhütungsmittel haben Frauen
ein großes Stück Entscheidungsfreiheit in der Familienplanung
gebracht. Aber sie haben ihnen auch die Last sexueller Verfüg-
barkeit beschert: eine neuerliche Unfreiheit, über die Frauen
sich schon in den siebziger Jahren zu beklagen begannen. – Eine unfruchtbare Frau hatte sich früher mit ihrem Schicksal ab-
zufinden – und meist gelang ihr das auch (wenngleich unter
Schmerzen), oder sie adoptierte eben ein Baby. Heute stehen
unfruchtbare Frauen quasi schon unter dem Erwartungsdruck,
es mit einer Hormonbehandlung zu versuchen oder gar den dor-
nigen Weg einer Zeugung im Reagenzglas auf sich zu nehmen.

Menstruationsstörungen und Wechseljahrsbeschwerden gar sind anscheinend überhaupt kein Grund mehr, sich der eigenen psychischen Bedingtheiten und Lebensumstände einmal kritisch bewußt zu werden: Für alles gibt es schließlich Hormonbehandlungen – weshalb also noch lange fackeln?

Ihre bloße Existenz hat bereits bewirkt, daß Frauen (und Männer, vor allem jene, die damit beruflich zu tun haben) das weibliche hormonelle Geschehen als etwas von der ganzen Frau Abtrennbares, rein Funktionales, Manipulierbares zu betrachten lernten. Die innere Einstellung zu allen Abläufen, die so eng mit der Weiblichkeit assoziiert werden, hat sich dadurch bei vielen grundlegend geändert.

Werbung und weibliche Werte

Innere Akzeptanz einer Therapie – oder eben Anlehnung – entscheidet über ihren Erfolg oder Mißerfolg; das ist in der gesamten Medizin geläufig. Der feste Glauben an das Gute eines Mittels (oder auch: der Person, die es verabreicht) wirkt ebenso heilungsfördernd, wie es heilungshindernd wirken kann, ein Mittel innerlich abzulehnen. Der sogenannte Placebo-Effekt, die Linderung von Beschwerden mit Hilfe eines Scheinmedikamentes ohne jeglichen Wirkstoff, gehört heute zum festen Bestandteil ärztlichen Denkens und Handelns. Auch über die »Droge Arzt« sind schon ganze Abhandlungen geschrieben worden.

Hormontherapien sind in aller Regel, meistens auch mehrfach, gegen Placebos ausgetestet worden: Damit wird ergründet, um wieviel wirksamer sie sind als ein Scheinmedikament.

Das gilt übrigens auch für die Antibabypille.[8] Ethische Bedenken scheinen dabei kaum eine Rolle gespielt zu haben: Wenn die Frau schwanger wird, weil sie schließlich nur ein Placebo bekommen hat, kann man ihr ja immer noch die Abtreibung anbieten...

Bei all dieser Medikamentenforschung wird jedoch etwas Wichtiges übersehen: *Hormonpräparate werden stets an Frauen getestet, die gegen diese Art der Behandlung nichts einzuwenden haben.*

»Nichts einzuwenden haben« ist jedoch beileibe nicht dasselbe wie die sogenannte *informierte Einwilligung*, die von den ärztlichen Ethik-Kommissionen eigentlich für alle Medikamentenversuche und auch für Wirksamkeitsstudien eingeführter Medikamente gefordert wird. Um wirklich nachvollziehen zu können, was mit einer Hormontherapie auf sie zukommt, müßten die Frauen jeweils vorher ganz genau darüber aufgeklärt werden, wie 1. ihre eigenen Hormonsysteme funktionieren und was 2. die Fremdhormone auf welche Weise verändern bzw. verbessern sollen. Hinzu käme die Aufklärung über mögliche Neben- und Folgewirkungen. Und erst wenn sie das alles bedacht hätten, könnte von ihrer »informierten Einwilligung« gesprochen werden.

So genau nimmt das jedoch kaum jemand. Die wenigsten Frauen erfahren vorher in aller Deutlichkeit, welch massiven Eingriff in ihren Körper jegliche Hormontherapie – sei sie noch so kurzzeitig – bedeutet. Und auch viele Pillen-Einnehmerinnen zum Beispiel werden keineswegs darüber aufgeklärt, daß die Hormone der Antibabypille ihrem Körper eine Schwangerschaft vortäuschen: Meist ist nur vom »Unterdrücken des Eisprungs« die Rede – und das klingt ja recht harmlos.

Akzeptanz einer Therapie erhöht die erlebte Wirksamkeit. Wie wäre es jedoch um sie bestellt, wenn die Test-Frauen den Hormonen ausgesprochen skeptisch gegenüberstünden? Wären die Mittel dann immer noch so wirksam – insbesondere in psychischer Hinsicht? Und wie sähe es mit den Nebenwirkungen aus – vor allem den psychischen?

Aus der Diskussion um die Antibabypille ist seit langem bekannt: Frauen, die sie innerlich ablehnen – gleichgültig, aus welchem Grund –, vergessen die regelmäßige Einnahme häufiger als solche, die sie für sich voll akzeptieren. Sie bemerken auch mehr unliebsame Nebenwirkungen, und sie bewerten diese Nebenwirkungen negativer. Letzteres kann bedeuten: Sie spüren sie auch stärker, weil sie förmlich darauf warten.

Auf Hormontherapien umgemünzt, heißt das: Sie können nur dann einen vergleichsweise hohen Wirkungsgrad entfalten, wenn dafür gesorgt wird, daß Frauen sie in ihrer jeweiligen Situation möglichst willig schlucken.

Bei der Antibabypille gelang das rund zwei Jahrzehnte lang ziemlich gut: Immerhin hatten die Frauen damit endlich ein sehr sicheres Mittel zur Empfängnisverhütung verfügbar, und das wog viele Nebenwirkungen auf. Doch dann schlug die Stimmung merklich um: Nach langjähriger Pilleneinnahme hatten es immer mehr Frauen einfach satt, ihrem Körper täglich Hormone zuzumuten, klagten verstärkt über Nebenwirkungen und ärgerten sich auch darüber, daß ihre Partner die Verantwortung für die Verhütung so einfach ihnen allein zuschieben konnten. Dieser Umschwung machte der Hormonindustrie und pillenverschreibenden Ärzteschaft schwer zu schaffen: Das böse Wort von der »Pillenmüdigkeit« kursierte, das (wieder einmal) suggerierte, Frauen seien ja so lasch, launisch und labil, daß sie nun sogar diese Segnung der Menschheit nicht mehr zu schätzen wüßten. Und man(n) beeilte sich,

191

ihnen klarzumachen: Hormone sind doch gar nichts »Unnatür-
liches«, chemisch ja sogar »beinahe identisch« mit den körpereigenen; selbst den natürlichen Zyklus könne man mit ihnen
ziemlich gut nachahmen – und überhaupt sei schließlich jeder
Stoffwechselvorgang im Körper nichts anders als Chemie.

Da die Klagen über Nebenwirkungen jedoch auch ernstgenommen werden mußten, beeilten sich die Hersteller mit der
Synthetisierung immer »ähnlicherer« Hormone und immer
niedriger dosierter Pillen, um die Akzeptanz wieder zu erhöhen.

Ganz ähnliche Dinge sind derzeit in bezug auf manche Hormontherapien, vor allem gegen Wechseljahrsbeschwerden, im
Gange. Ihre Vorzüge werden allenthalben angepriesen, ihre
möglichen oder sicheren Nachteile entweder ganz verschwiegen oder heruntergespielt – beziehungsweise in Vergleich gesetzt zu dem ungeheuren Nutzen, den Frauen doch daraus ziehen könnten: Als ob es da auf ein paar Nebenwirkungen mehr
oder weniger gar nicht ankäme.

Je öfter von den Vorzügen hormoneller Behandlungen die
Rede ist, desto fester verankert sich in den Gedanken der
Frauen auch die Vorstellung: »Hormonbehandlungen können mir helfen.« Und, wie überall in der Werbung beab-
sichtigt, ist es dann nur noch ein kleiner Schritt zum nächsten Gedanken: »Ich *brauche* eine Hormontherapie.«

Werbung für Hormontherapien bekommen nicht nur Ärztinnen
und Ärzte zu sehen (die davon gebührend beeindruckt und zum
Verschreiben gebracht werden sollen). Ärzteblätter mit Hor-
mon-Reklamen liegen in vielen Wartezimmern herum, und
auch in den Publikumsmedien wird dafür geworben. Dabei
stehen aber nicht etwa nur die Beschwerden im Vordergrund,
gegen die das jeweilige Präparat so gut helfen soll (wie sonst

etwa bei Kopfschmerztabletten). Nein, diese Werbung zielt, wie jede psychologisch ausgetüftelte, viel tiefer: in diesem Fall auf die weibliche Identität der Frauen.

»Eine Frau bleibt eine Frau«, heißt es beispielsweise in den Anzeigen für ein bestimmtes Hormonpräparat gegen Wechseljahrsbeschwerden. Im Klartext: »… aber nur so lange, wie sie auch dieses Mittel nimmt. Sonst wird sie nämlich unweiblich.« Und das wäre dann ihre eigene Schuld, suggeriert diese Sorte Werbung weiter – beziehungsweise die Schuld des Arztes, der seine Patientin nicht rechtzeitig in diesem Sinne berät.

Frauen haben in der heutigen Zeit allen Grund, sich vor einem »Verlust ihrer Weiblichkeit« zu fürchten: davor, als unattraktiv, gealtert, unfruchtbar, psychisch derangiert, »vermännlicht« – mit einem Wort, als hormonell gestört zu gelten. Die Werbung für hormonelle Therapien zielt genau in den Kern dieser Verunsicherungen und Ängste. Wer griffe dann nicht bereitwillig dazu, um sich sicherer zu fühlen?

Die Frau als hormonelles Mangel-Wesen

Manche Lebenssituationen einer Frau können einen echten Hormonmangel mit sich bringen: etwa, wenn ihre Eierstöcke entfernt wurden, wenn sie eine Entbindung hinter sich hat oder wenn wegen einer inneren Erkrankung deutlich meßbar zu wenig bestimmte Hormone produziert werden, die Hormonwerte also weit unter jedes Maß abrutschen, das beim besten Willen noch als natürlich betrachtet werden kann.

Hormontherapien werden jedoch nicht nur für solche echten Mangelsituationen verschrieben. Die Wechseljahre sind wiederum ein gutes Beispiel dafür: Frauen wird weisgemacht, das ganz natürliche Nachlassen ihrer Östrogenproduktion sei ein »Mangel«, den sie durch Hormongaben »ausgleichen« müßten – und zwar möglichst bis ins hohe Alter, wie Hormon-Verfechter gelegentlich betonen.[9] Und wenn die Frauen es vorziehen, das nicht zu tun, wird ihnen suggeriert, sie seien dann aber selbst schuld an Erscheinungen wie Knochenschwund (Osteoporose), Herzinfarkt, Nachlassen ihrer sexuellen Erlebnisfähigkeit, trockener Scheide, faltiger Haut, »vorzeitigem« Altern und so weiter.[10]

Manche Ärztinnen und Ärzte gehen noch einen Schritt weiter. Selbst von Symptomen des prämenstruellen Syndroms geplagt, entdeckte zum Beispiel die englische Ärztin Dr. Katherina Dalton vor vielen Jahren, daß ihr persönlich die Einnahme von Progesteron-Präparaten half, die Beschwerden loszuwerden.* Seitdem propagiert diese wissenschaftlich höchst anerkannte Hormonforscherin eine solche Therapie als das Allerbeste bei PMS und würde ihren eigenen Worten zufolge am liebsten jeder Frau mindestens 30 Jahre lang allmonatlich nach dem Eisprung Progesteron-Präparate verabreichen, damit PMS-Beschwerden von vornherein verhütet würden…[11]

Solche Vorschläge, vom hehren Podest der Wissenschaft herab gemacht, suggerieren: Die Frau ist ein hormonelles Mangel-Wesen, dem mit Hormongaben auf die Sprünge geholfen werden muß. Am besten lebenslänglich.

Was die Folgen sind, ist leicht zu erraten: Werden solche Behauptungen nur lange genug wiederholt, wirken sie mit der Zeit immer glaubwürdiger. Und irgendwann werden sie zur »objektiven wissenschaftlichen Feststellung« erhoben.

---

* Die hier gemeinten Präparate aus pflanzlichem Progesteron sind in Großbritannien und den USA erhältlich, bei uns jedoch aus guten Gründen (schwere Nebenwirkungen) nicht zugelassen – mit einer Ausnahme: als Wirkstoff in einem Gel, das auf schmerzende Brüste örtlich aufgetragen werden kann.

Wir kennen solche Vorgänge bereits zur Genüge: von der Hysterie als angeblich rein weiblicher Geistesverwirrung bis zum »physiologischen Schwachsinn des Weibes«,[12] den um die Jahrhundertwende der Arzt Dr. Möbius ausführlich darlegte – ohne dafür von seinen Kollegen etwa gründlich ausgelacht zu werden. Und seine bösen »Beweisführungen« (kleinere Gehirnmasse usw.) wirkten noch lange im patriarchalischen Denken nach.

Eine ähnliche Art der Propaganda für Hormontherapien erhöht die Chance, daß Frauen sie schlucken: Wer möchte schon gerne als »hormonell unterversorgt« gelten?

Das Recht aufs Neinsagen

Hormon-Angebote sind verführerisch, denn sie passen sehr genau zu den heutigen, von Industrie und Werbung kräftig geschürten Träumen von ewiger Jugendlichkeit, Frische und Funktionsfähigkeit. Wir können solche Träume mitträumen – oder uns ihnen verweigern. Wir können funktionelle Störungen und Alterungsprozesse mit Hormongaben zu verändern versuchen – oder aber der (nicht immer gerechten) Natur ihren Lauf lassen. Wir können nehmen, was uns angeboten wird, oder aber nach Alternativen suchen.

Daß wir überhaupt eine solche Wahl haben, ist ein Verdienst der modernen Medizin, die uns Hormontherapien anbieten kann. Wir dürfen von solchen Angeboten Gebrauch machen – aber wir *müssen* es nicht. Wir dürfen uns auch die Wahl vorbehalten, Nein zu sagen, und sind dann niemandem eine Rechtfertigung schuldig (ebensowenig, wenn wir wohlinformiert in eine Behandlung eingewilligt und Ja gesagt haben).

195

In unserer Gesellschaft besteht eine Tendenz dazu, medizinische oder technische Neuentwicklungen gleichzusetzen mit einer Aufforderung: Nun müssen sie aber auch genutzt werden. Wer sich dann weigert, an den Neuerungen teilzuhaben, wird leicht als fortschrittsfeindlich, rückständig, übertrieben ängstlich, hysterisch, feige oder einfach nicht ernstzunehmend dargestellt. Wir haben das bereits bei der Diskussion um Atomkraftwerke, um künstliche Befruchtung und Gentechnologie, um neue »Errungenschaften« der Schönheitschirurgie[13] und vielen anderen Gebieten erlebt.

Hormontherapien sind (noch) nicht so allgemein verbreitet und so fraglos akzeptiert, daß die allgemeine Einstellung dazu nicht auch für Veränderungen offen wäre. Damit sie Frauen körperlich wie psychisch *vor allem nützen* und *so wenig wie möglich schaden*, ist es wichtig, ihren Verbreitungsprozeß mit offenen Augen und kritischem Blick zu verfolgen – und rechtzeitig einzuhaken, wo Toleranzgrenzen überschritten werden.

Zum Umgang mit Hormontherapien

Nur in wenigen Fällen gelingt es, eine Gesundheitsstörung mit einer Hormontherapie wirklich an der Wurzel zu fassen. »Hormontherapie kann symptomatisch oder (selten) ätiologisch-kurativ ausgerichtet sein.« Das schreiben nicht etwa Kritikerinnen der gängigen Hormonverschreibungspraxis, sondern im Gegenteil zwei ihrer eifrigsten Befürworter: der deutsche »Hormonpapst« Prof. (em.) Dr. med. Christian Lauritzen und sein ostdeutscher Kollege Prof. Dr. med. Gunther Göretzlehner. In ihrem Standardwerk über praktische Hormontherapie,[14] das in kaum einer ärztlichen Praxis fehlt, präzisieren sie auch, welchen Zwecken Hormongaben dienen: »Ziel der Hormontherapie ist immer die Herstellung der von der Natur vorgegebenen *oder vom Menschen gewünschten* Ordnung.« [Hervorhebung von mir.]

Frauen gehören zur besten Kundschaft der Hormonindustrie. Von der Pubertät bis ins hohe Alter stehen speziell für sie zahlreiche Hormonpräparate bereit, die ihnen für beinahe jede Lebenslage verschrieben werden können und Umsätze in Milliardenhöhe bringen.

Es gibt hormonelle Mittel zur Zyklusregulierung, gegen Menstruationsbeschwerden, zur Empfängnisverhütung, zur Empfängnisförderung, zum Schwangerschaftsabbruch, zur Wehenverhinderung, zur Weheneinleitung, zur Behandlung prämenstrueller Beschwerden, als Hormonersatz nach Eierstock- und Gebärmutteroperationen, zur Therapie bei Akne, bei Harnwegserkrankungen, zur Behandlung von Wechseljahrsbeschwerden, zur Vorbeugung von Osteoporose im Alter, zur Behandlung sexueller Störungen, Depressionen, Aggressionen, bei Problemen mit der Körperbehaarung (»Hirsutismus«), zum Fördern des Milchflusses, zum Abstillen und so fort.

Die ausgesprochen einseitige »Bevorzugung« des weiblichen Geschlechts bei all diesen Hormonangeboten sollte zu denken geben. Dahinter verbirgt sich nicht nur die beste Absicht, es den Frauen in all diesen Lebenssituationen so leicht wie möglich zu machen, sondern auch die sehr konkrete Möglichkeit, mit ihren Krisen und Verunsicherungen ziemlich viel Geld zu verdienen.

Der Hormonindustrie, die gleichzeitig Unsummen in die Hormonforschung investiert und die Wissenschaft damit ein gutes Stück voranbringt, ist es kaum zu verdenken, daß sie daran dann auch verdienen möchte. Damit aber aus den vielfältigen Hormonangeboten tatsächlich ein willkommener medizinischer Fortschritt wird – und nicht etwa eine neuerliche »biologische Falle«, in der das weibliche Geschlecht als hormonbedürftig deklariert und dadurch wieder unfreier gemacht wird –, ist es dringend erforderlich, daß sowohl die verschreibenden Ärztinnen und Ärzte als auch die Frauen selbst vorsichtig und verantwortungsbewußt mit diesen Therapieangeboten umgehen: Kritiklose Euphorie gegenüber Hormonbehandlungen, wie sie vor allem aus den USA schon zu uns herüberschwappt, bekommt letzten Endes weder den Frauen selbst noch dem medizinischen Fortschritt, den hormonelle Therapien im Prinzip darstellen könn(t)en.

Von den Möglichkeiten und angepriesenen Vorzügen hormoneller Behandlungen erfährt eine Frau gewöhnlich in der ärztlichen Praxis oder durch die Medien. Dabei wird oftmals die Hoffnung in ihr geweckt, auf vergleichsweise einfache Weise ihre gerade anstehenden psychischen und körperlichen Probleme lösen zu können: indem sie zu Hormonpräparaten greift. Bevor sie sich darauf einläßt, sollte sie erst einmal ein paar wichtige Fragen klären:

- Befindet sie sich in einer echten Hormonmangelsituation, die nicht nur vorübergehender Natur ist, bzw. liegt bei ihr eine konkrete Hormonstörung vor? Wie wurde das diagnostiziert? Bloße Vermutungen sind kein hinreichender Grund, mit künstlichen Hormonen in den Gesamtorganismus einzugreifen.
- Gibt es auch andere therapeutische Möglichkeiten als die Gabe künstlicher Hormone? Nur wer eine Wahl hat, kann sich frei für oder gegen etwas entscheiden.
- Sieht es so aus, als könnte in ihrem persönlichen Fall der mögliche Nutzen der Hormontherapie die voraussehbaren

Risiken überwiegen? Das muß stets sehr individuell ent-schieden werden, denn jede Frau bringt ihre eigenen Risi-kofaktoren in die Behandlung ein.

• Könnte sie jederzeit mit der Hormontherapie aufhören, falls sie sich damit nicht mehr wohlfühlen würde? Was wären die Konsequenzen? Je mehr Selbstbestimmungsmöglichkeiten der Frau bleiben, desto besser.

• Wie lange soll die offerierte Behandlung dauern? Die Ant-wort darauf hängt natürlich von der individuellen Situation oder Erkrankung bzw. vom Behandlungsziel ab. Sich für kurzfristige Hormongaben zu entscheiden, ist oft weniger problematisch als die Entscheidung für eine Langzeitthera-pie.

• Hat sie das Gefühl, die jeweilige Hormontherapie werde ihr geradezu aufgedrängt? Dann ist Mißtrauen geboten – und si-cherheitshalber eine Zweitdiagnose bei einer anderen Ärz-tin oder einem anderen Arzt.

Zweifellos gibt es hormonell (mit)bedingte Situationen, in de-nen Frauen – und natürlich auch Männern – mit entsprechen-den Hormonpräparaten am besten geholfen werden kann. So ist zum Beispiel gentechnisch erzeugtes Insulin in vielen Fäl-len sehr nützlich für Diabetikerinnen und Diabetiker, deren Bauchspeicheldrüse nicht funktioniert – was immer auch ins-gesamt gegen Eingriffe ins Erbgut von Tier und Mensch ein-zuwenden ist. Wachstumshormone können Kindern helfen zu gedeihen, die sonst sehr klein und auch verwachsen bleiben würden – selbst wenn gegen diese Behandlungsversuche Kleinwüchsiger auch viele kritische Stimmen laut werden. Schilddrüsenhormone können eine Unterfunktion dieser wich-tigen Drüse, die sich psychisch stark auswirkt, beheben. Und auch die Verabreichung von Geschlechtshormonen im weite-ren Sinne: nicht nur Östrogene und Gestagene, sondern etwa

Oxytocin, Anabolika, Androgene sowie der jeweils verfügbaren Hemmstoffe (etwa Anti-Androgene, Anti-Östrogene, Prolaktin-Hemmer) kann in bestimmten Einzelsituationen überaus nützlich sein. Vor allem dann, wenn eine Erkrankung vorliegt, die lebensbedrohlich ist, zum Beispiel Brustkrebs, oder die Lebensqualität stark einschränkt, etwa Unfruchtbarkeit aufgrund einer echten Hormon- bzw. Drüsenstörung.

Bei vielen Hormontherapie-Angeboten, die Frauen heute offeriert werden, ist jedoch keines von beiden der Fall. Sie müssen deshalb um so sorgsamer abgewogen und so gezielt und sparsam wie möglich eingesetzt werden, damit der größtmögliche Nutzen bei kleinstmöglichem Risiko aus ihnen herausgeholt werden kann.

Alarmierende Zahlen legten im Juni 1995 Forscherinnen und Forscher der amerikanischen Harvard Medical School vor. In einer von der Amerikanischen Krebs-Gesellschaft finanzierten, 16 Jahre dauernden Studie an insgesamt 240 000 Frauen, die Hormonpräparate im Wechsel einnahmen, hatte sich folgendes herausgestellt:

• Ab dem sechsten bis zehnten Einnahmejahr steigt das Risiko, an Gebärmutterkrebs zu erkranken und zu sterben, drastisch an, und zwar um 40 Prozent gegenüber dem Risiko der Durchschnittsfrau. Das Risiko, an Brustkrebs zu sterben, erhöht sich im gleichen Zeitraum um 46 Prozent.

• Nach elfjähriger Hormoneinnahme steigt das Risiko für Gebärmutterkrebs sogar um 70 Prozent gegenüber den Durchschnittszahlen.

Die Studie, in der höchst renommierten Fachzeitschrift ›New England Journal of Medicine‹ veröffentlicht, wurde sofort heftig angegriffen und methodischer Fehler bezichtigt (wie das routinemäßig stets geschieht, wenn neue Ergebnisse der medizinischen Welt nicht ins Konzept passen und/oder Millionenumsätze dadurch gefährdet würden). Gestützt werden die Resultate dieser Studie allerdings auch durch die sogenannte Krankenschwester-Studie (*Nurses Health Study*), in der 120 000 Krankenschwestern, die Hormongaben in den Wechseljahren erhalten hatten, von 1978 bis 1992 beobachtet worden waren. Hier hatte sich folgendes herausgestellt:

- Das Brustkrebsrisiko ist nach mehr als fünf Jahre dauernder Hormoneinnahme deutlich erhöht.
- Besonders betroffen sind Frauen über 60, die schon seit sechs oder mehr Jahren künstliche Hormone erhalten.
- Andererseits verringern Östrogengaben das Risiko der Frauen, an Herzinfarkt zu sterben, um mindestens die Hälfte. Das allerdings nur bei langjähriger Einnahme – und wenn die Therapie abgesetzt wird, hört auch dieser Schutzeffekt auf.

Auch dieser Studie und der Interpretation ihrer Ergebnisse wurden unverzüglich methodische Fehler unterstellt.[15] Um ein für allemal zu klären, was denn nun an der »Panikmache« bzw. den zu erwartenden Hormonrisiken dran ist, gaben die National Institutes of Health (= nationale amerikanische Gesundheitsbehörden) 1994 eine umfassende Langzeitstudie in Auftrag, in deren Verlauf 27 500 Frauen im Wechsel acht Jahre lang medizinisch begleitet werden. Die Hälfte von ihnen erhält Hormongaben, die andere Hälfte, ohne das zu wissen, nur ein Scheinpräparat. (Ein Wissenschaftskonzept übrigens, das von vielen Kritikerinnen und Kritikern für ethisch äußerst fragwürdig gehalten wird, selbst wenn es »objektive« Ergebnisse ermöglicht.) Die Resultate sollen im Jahr 2005 vorliegen.

Auf alle Einzelheiten der verschiedenen Hormontherapien für alle möglichen Gesundheitsstörungen – vor allem auch psychischer Art – hier einzugehen, würde den Rahmen dieses Buches bei weitem sprengen. In den Büchern, deren Lektüre im Anhang empfohlen wird, finden sich teils sehr ausführliche Diskussionen der einzelnen medikamentösen, insbesondere hormonellen, Möglichkeiten sowie auch der verfügbaren Alternativen.

Es gibt jedoch einige Punkte, die als Leitfaden dienen können, falls eine Frau sich für eine Hormontherapie entscheidet:

- Die verwendeten Hormonmengen sollten so klein wie individuell möglich sein. Scheint ein Präparat, etwa gegen Wechsel- oder Zyklusbeschwerden, gut anzuschlagen, lohnt sich stets der Versuch, nach einiger Zeit (etwa zwei bis drei Monaten) die Dosis zu reduzieren und den Erfolg weiter zu beobachten.

- Wenn möglich, sollten die Hormongaben zyklisch (= den normalen Hormonwellen im Zyklus folgend) verabreicht werden, also z.B. nicht kontinuierlich die gleichen Östrogen- oder Gestagenmengen, sondern mal mehr, mal weniger des einen oder des anderen Hormons. Damit wird der Gesamtorganismus weniger stark belastet, die hormonelle Situation »natürlicher« gestaltet.

- Östrogengaben in den Wechseljahren oder nach Eierstockoperationen müssen *immer* mit Gestagengaben kombiniert werden. Wird das unterlassen, geht die Frau ein erhöhtes Risiko ein, später an Brust- oder Gebärmutterkrebs zu erkranken.

- Der angestrebte Behandlungszeitraum sollte so kurz wie möglich sein. Vielfach genügen wenige Wochen, um dem Organismus mit künstlichen Hormonen einen Anstoß zur Selbstregulierung zu geben.

- Behandlungspausen können dazu dienen, den Erfolg – vor allem bei Langzeittherapien – zu überprüfen. Oft stellt sich dann heraus, daß die Frau gar keine weiteren Hormongaben mehr nötig hat bzw. die Einnahmemenge ohne weiteres herabgesetzt werden kann.

• Beim Auftreten verunsichernder bzw. lästiger Nebenwirkungen sollte so bald wie möglich die Ärztin oder der Arzt verständigt und das weitere Vorgehen besprochen werden. Manchmal nutzt bereits das »Umsteigen« auf ein anderes zusammengesetztes oder anders dosiertes Präparat, und die Hormone werden besser vertragen. Bestimmte Begleiterscheinungen zwingen aber auch zum Absetzen der Therapie (Beipackzettel aufheben und Warnsymptome beachten!).

• Nebenwirkungen, die der Frau selbst unzumutbar erscheinen – auch wenn sie medizinisch kein großes Gesundheitsrisiko darstellen –, sind stets Grund genug, die Behandlung abzubrechen. Sie muß damit leben, nicht der Arzt.

• In den meisten Fällen dauert es eine Weile, bis die Hormonpräparate »greifen« (die Ärztin oder den Arzt fragen, wie lange etwa). Sollte in diesem Zeitraum keine oder nur eine sehr unwesentliche Besserung zu verzeichnen sein, ist diese Therapieform offenbar ungeeignet: nach Alternativen suchen.

• Bei Hormontherapien, die »vorsorglich« verschrieben werden – etwa gegen den Hormonabsturz nach Entbindungen oder gegen Osteoporose im Alter –, ist stets Skepsis geboten: Womöglich wird hier Beschwerden »vorgebeugt«, die ohnehin gar nicht auftreten werden oder denen die Frau auch auf weit natürlichere Weise begegnen könnte. Gerade bei Osteoporose ist darüber eine heftige Diskussion im Gang; siehe auch Buchtips im Anhang.

• Die Präparate sollten in einer Darreichungsform verwendet werden, die es möglich macht, die Behandlung jederzeit abzubrechen. Das ist bei Injektionen mit Langzeitwirkung

oder unter die Haut gepflanzten bzw. in den Körper einge-
brachten Depot-Präparaten nicht der Fall.

• Hormonpräparate gehen mit verschiedenen, daneben noch
eingenommenen Medikamenten Wechselwirkungen ein, die
ihre Wirkung schwächen bzw. verstärken oder Komplikatio-
nen verursachen können: vorher die Ärztin oder den Arzt danach fragen!

Zu beinahe jeder Hormontherapie gibt es auch Alternativen –
aus dem Bereich der Pflanzenheilkunde, der Organpräparate,
der Homöopathie, der Biochemie nach Schüßler, der Bach-
Blüten-Therapie, der Entspannungshilfen (vom Autogenen
Training bis zum Yoga), der Psychotherapie, der Vitamin- und
Mineralstoffversorgung, der Ernährungswissenschaft im allgemeinen, der Bewegungstherapie, um nur die wichtigsten zu
nennen. Aus dem vielfältigen Angebot kann sich jede Frau das
heraussuchen, was ihren persönlichen Vorstellungen akzeptabler Heilverfahren entspricht, falls sie einer Hormontherapie
ablehnend gegenübersteht, sie nicht verträgt, sie auf ein Min-
destmaß beschränken oder sinnvoll ergänzen möchte. In meinem Buch ›Naturheilkunde‹[16] oder auch in anderen Ratgebern
für Frauen (siehe Anhang ab S. 206) finden Sie dafür viele
gründliche Anleitungen.

Über mögliche Alternativen müßte jede Ärztin und jeder
Arzt zumindest in einem gewissen Umfang Bescheid wissen,
die oder der Hormontherapien empfiehlt. Sollte das nicht der
Fall sein, oder sollte sie bzw. er für alle nichthormonellen Möglichkeiten nur herabsetzende Worte finden, sollten Sie sich gut
überlegen, ob Sie wirklich in in den besten Händen sind, und
einen Arztwechsel in Erwägung ziehen.

Wo eine Hormonbehandlung wirklich akute Not lindert oder
gar behebt, wo sie im ganzheitlichen Sinne krankheitsabwen-
dend und gesundheitsvermittelnd wirken kann, ist ganz sicher

nichts gegen sie einzuwenden. Und bestimmt wird noch sehr viel mehr Hormonforschung benötigt, damit noch besser verträgliche, noch gezielter einsetzbare, noch sinnvoller dosierbare Hormonpräparate für bestimmte Gesundheitsstörungen zur Verfügung stehen.

Heutzutage sind immer mehr Frauen selbst in der Hormonforschung und -herstellung sowie als Ärztinnen tätig. Ich wünsche mir von ihnen, daß sie sich dieser Aufgaben in einer Weise annehmen, die den besonderen Lebensbedingungen des weiblichen Geschlechts gerecht wird, und daß sie dabei nicht betriebsblind werden, wie das auf Spezialgebieten der Wissenschaft leider so häufig vorkommt. Denn auch von ihnen hängt ganz wesentlich ab, was Frauen in Zukunft von der Hormonforschung und -therapie haben.

Anhang

Quellenangaben und Literaturhinweise

1. Kapitel: Seele, Körper und Gesundheit
Was Psychosomatik bedeutet
1 Weber, Kaspar: Einführung in die psychosomatische Medizin. Hans Huber Verlag, Bern-Stuttgart-Toronto 1984.
2 Minker, Margaret: Naturheilkunde. Das Handbuch für Frauen. Verfahren, Beschwerden und Beratung von A bis Z. Mit einem Vorwort von Prof. Dr. med. Ingrid Gerhard, Heidelberg. Deutscher Taschenbuch Verlag, München 1995.

2. Kapitel: Hermes und die Hormone
Die Botenstoffe unseres Körpers
1 Blume, Angelika: Empfängnisverhütung. Unter Mitarbeit von Margaret Minker. Brigitte-Buch im Mosaik-Verlag, München 1982.
2 Karlson, Peter, et al.: Kurzes Lehrbuch der Biochemie für Mediziner und Naturwissenschaftler. Georg Thieme Verlag, Stuttgart-New York 1984.

3. Kapitel: Von der Wiege bis zur Bahre
Hormone und ihre Veränderungen im Laufe des Lebens
1 Scholz, Renate/ Minker, Margaret: Die Frau – Körper, Seele, Gesundheit. Brigitte-Buch im Mosaik-Verlag, München 1982 (vergriffen).
2 Blume, Angelika/ Schneider, Sylvia: Die Regel. Eine herbeigeredete Krankheit. Brigitte-Buch im Mosaik-Verlag, München 1984 (vergriffen).
3 Diskussionsbemerkungen auf einem Fachsymposium über Wachstumshormone und Minderwüchsigkeit, München, 2. Mai 1990.

4 Blume/Schneider: a. a. O.

5 Cutler, Winnifred/Minker, Margaret: Die fragwürdige Operation. Was Frauen vor und nach einer Gebärmutteroperation wissen sollten. Kreuz Verlag, Zürich 1990.

4. Kapitel: »... wie Leib und Seel' so schön zusammenpassen«
Das Wechselspiel von Psyche und Hormonen

1 siehe hierzu auch die im Springer Verlag, Berlin-Heidelberg-New York-Tokio jährlich herausgegebenen Kongreßbände der Seminarkongresse für Psychosomatische Probleme in der Gynäkologie und Geburtshilfe

2 Appelt, Hertha/ Strauß, Bernhard: Die Psychoendokrinologie der weiblichen Sexualität. In: Gynäkologie, Heft 19/1986.

3 Appelt/ Strauß: a. a. O.

4 Kopera, H.: Oestrogens and Psyche. Wiener Klinische Wochenschrift, Heft 12/1984.

5 Bleuler, M., et al., in: Psychiatrie der Gegenwart. Springer Verlag, Berlin-Heidelberg-New York 1979.

6 Mentzos, Stavros: Psychosomatische und somatopsychische Aspekte bei Psychosen in der Pubertät und im Klimakterium (siehe Quelle Kap. 4/1, 1984).

7 Süddeutsche Zeitung vom 27.7.1995

8 Minker, Margaret: Selbstwert statt Marktwert. Ein Ratgeber für Frauen. Verlag Gräfe und Unzer, München 1996.

9 Olbricht, Ingrid: Was Frauen krank macht. Der Einfluß der Seele auf die Gesundheit der Frau. Kösel-Verlag, München 1993.

10 Minker, Margaret: Mit Leib und Seele gesund werden. Psychosomatische Hilfe für Frauen. Brigitte-Buch im Mosaik-Verlag, München 1993.

11 Scheu, Ursula: Wir werden nicht als Mädchen geboren – wir werden dazu gemacht. Fischer Taschenbuch Verlag, Frankfurt/Main 1977.

12 siehe hierzu auch: Minker, Margaret/ Scholz, Renate: Alles über Schönheitsoperationen. Brigitte-Buch im Humboldt-Verlag, München 1992.

13 Olbricht, Ingrid: Die Brust – Organ und Symbol weiblicher Identität. Rowohlt Taschenbuch Verlag, Reinbek 1989 (vergriffen).

14 siehe hierzu: Brigitte, Heft 12/1990, Dossier »Unfruchtbarkeit«.

15 in Anlehnung an den Titel eines Songs von Monika Jaeckel

16 Kopera, H., a. a. O.

5. Kapitel: Himmelhochjauchzend – zu Tode betrübt
Hormone und Psyche in der Pubertät

1 Minker, Margaret: Der Mondring. Feste und Geschenke zur ersten Menstruation. Deutscher Taschenbuch Verlag, München 1996.

2 Wechselwirkungen – Wendezeiten. 2. Kongreß des AKF, Bad Pyrmont, 3.-5. November 1995

3 zitiert nach Focus, Nr. 44/1995

4 zitiert nach Focus, Nr. 44/1995

5 Minker, Margaret: Mit eigenen Augen sehen. Selbstliebe lernen, Körpergefühl verbessern. Ein Handbuch für Frauen. Brigitte-Buch im Mosaik-Verlag, München 1989 (vergriffen).

6 Wenzel, Susanne: Vortrag auf einem Presseseminar über sexuelle Probleme Jugendlicher, München, 18. Mai 1990.

7 Rodin, Judith: Die Schönheitsfalle. Was Frauen daran hindert, sich und ihren Körper zu mögen. Droemer Knaursche Verlagsanstalt, München 1994.

8 Kunstmann, Antje/Minker, Margaret (Hrsg.): Handbuch Frau II, Gesund leben. Verlag Antje Kunstmann, München 1990.

9 Gerlinghoff, Monika: Magersucht. Anstöße zur Krankheitsbewältigung. Deutscher Taschenbuch Verlag, München 1994.
10 Minker, Margaret: Der Mondring, a. a. O.
11 Bernstein, Anne: Die Patchwork-Familie. Kreuz Verlag,
Zürich 1990.
12 Mentzos, Stavros, a. a. O.

6. Kapitel: Das Auf und Ab im Menstruationszyklus
Hormone und Psyche beim prämenstruellen Syndrom
1 Harrison, Michelle: Das prämenstruelle Syndrom. Selbst-
hilfe-Handbuch. Verlag Frauenoffensive, München 1985.
2 Harrison, Michelle, a. a. O.
3 Tausk, M., et al., a. a. O.
4 Schneider/Blume, a. a. O.
5 Cutler/Minker, a. a. O.
6 zitiert nach Schneider/Blume, a. a. O.
7 zitiert nach Schneider/Blume, a. a. O.
8 Harrison, Michelle, a. a. O.
9 Süddeutsche Zeitung vom 19.7.1990.

7. Kapitel: Der Fall ins Bodenlose
*Depressionen nach Entbindung, Fehlgeburt und Schwanger-
schaftsabbruch*
1 Dix, Carol: Eigentlich sollte ich glücklich sein. Hilfe und
Selbsthilfe für überforderte Mütter. Kreuz Verlag, Zürich
1987.
2 Nijs, Piet: Die Frau post partum – Psychologie des Wo-
chenbetts (siehe Quelle Kap. 4/1, 1986).
3 Nijs, Piet, a. a. O.
4 siehe hierzu auch: Dörpinghaus, Eva: Stillen. Jede kann es,
keine muß es. Verlag Antje Kunstmann, München 1990.
5 Dix, Carol, a. a. O.
6 Dix, Carol, a. a. O.

7 Jürgensen, Ortrud: Schwangerschaft als seelischer Konflikt. Bewußte und unbewußte Motive des Schwangerschaftsabbruchs (siehe Quelle Kap. 4/1, 1986).

8 Petersen, Peter: Schwangerschaftsabbruch und Todesbewußtsein (siehe Quelle Kap. 4/1, 1985).

9 Fischer, Ernst Peter: Gene in der Medizin. Hrsg. Boehringer Mannheim Kommunikation, Mannheim 1990.

8. Kapitel: Die große Leere
Hormone und Psyche nach der Gebärmutter-Operation

1 Cutler/Minker, a. a. O.

2 Cutler/Minker, a. a. O.

3 Ehret-Wagener, Barbara/Stratenwerth, Irene/Richter, Karin (Hrsg.): Gebärmutter – das überflüssige Organ? Sinn und Unsinn von Unterleibsoperationen. Rowohlt Taschenbuch Verlag, Reinbek 1994.

4 Cutler/Minker, a. a. O.

5 Zintl-Wiegand, Almut: Bewältigungsstrategien junger Frauen vor und nach einer Hysterektomie (siehe Quelle Kap. 4/1, 1988).

6 siehe hierzu Minker, Margaret: Mit eigenen Augen sehen, a. a. O.

7 zitiert nach: Poettgen, Herwig: Zur Krise weiblicher Identität nach Verlust der Gebärmutter. Ein klinischer Beitrag (siehe Quelle Kap. 4/1, 1988).

8 Olbricht, Ingrid: Die Brust – Organ und Symbol weiblicher Identität, a. a. O.

9 Zintl-Wiegand, Almut, a. a. O.

9. Kapitel: Wohin des Wegs?
Hormone und Psyche in den Wechseljahren

1 Schneider, Sylvia: Wechseljahre. Die andere Fruchtbarkeit. Brigitte-Buch im Mosaik-Verlag, München 1987.

2 Schneider, Sylvia, a. a. O.

3 zitiert nach Schneider, Sylvia, a. a. O.

4 Der Kassenarzt, Nr. 21/1984.

5 Pressematerial zum Pressegespräch in einer »Spezialklinik zur Behandlung von Menopausen-Beschwerden«, Bad Sassendorf, 4. Mai 1990.

6 Huber, Johannes: Klimakterium. Diagnose und Therapie. Grosse Verlag, Berlin 1989.

7 Huber, Johannes, a. a. O.

8 Süddeutsche Zeitung von 19.7.1990.

9 Mentzos, Stavros, a. a. O.

10 siehe hierzu auch: Dörpinghaus, Eva: Meine Kinder und mein Chef. Frauen zwischen Familie und Beruf. Kreuz Verlag, Zürich 1990.

11 Huber, Johannes, a. a. O.

12 siehe hierzu auch: Minker/Scholz, a. a. O.

13 Blume, Angelika, a. a. O.

14 Süddeutsche Zeitung vom 19.7.1990

15 Bock, Steven J./Boyette, Michael: Wunderhormon Melantonin. Die Quelle von Jugend und Gesundheit. Knaur Verlag, München 1995.

16 Miketta, Gaby: Netzwerk Mensch. Den Verbindungen von Körper und Seele auf der Spur. Rowohlt Taschenbuch Verlag, Reinbek 1994.

17 Whybrow, Peter/Bahr, Robert: Winterschlaf. Warum wir uns in der grauen Jahreszeit lustlos, unausgeglichen und zu dick fühlen und was wir dagegen tun können. Rowohlt Taschenbuch Verlag, Reinbek 1992.

10. Kapitel: Krank oder nicht krank – das ist hier die Frage Hormonveränderung? Hormonstörung?

1 Sontag, Susan: Krankheit als Metapher. Carl Hanser Verlag, München 1978.

2 Harrison, Michelle, a. a. O.
3 Cutler/Minker, a. a. O.
4 Minker, Margaret: Naturheilkunde, a. a. O.

11. Kapitel: Seelenruhig Hormone schlucken?
Hormontherapie und Psyche
  1 Kopera, H., a. a. O.
  2 Harrison, Michelle, a. a. O.
  3 Cutler/Minker, a. a. O.
  4 Bundesverband der Pharmazeutischen Industrie (Hrsg.):
    Rote Liste. Frankfurt/Main 1995.
  5 Harrison, Michelle, a. a. O.
  6 Kopera, H., a. a. O.
  7 Rote Liste, a. a. O.
  8 Appelt/Strauß, a. a. O.
  9 siehe hierzu unter anderem: Huber, Johannes, a. a. O.
10 Cutler/Minker, a. a. O.
11 Harrison, Michelle, a. a. O.
12 Möbius, Paul J.: Vom physiologischen Schwachsinn des
    Weibes. Wiederaufgelegt bei Matthes & Seitz Verlag, Mün-
    chen 1977.
13 Minker/Scholz, a. a. O.
14 Göretzlehner/Lauritzen, a. a. O.
15 zitiert nach EMMA, Heft 15/1995.
16 Minker, Margaret: Naturheilkunde, a. a. O.

Register

Das medizinische Hausbuch für die ganze Familie – damit Gesundheit kein Zufall bleibt.

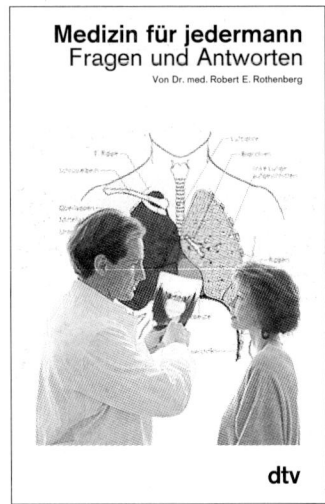

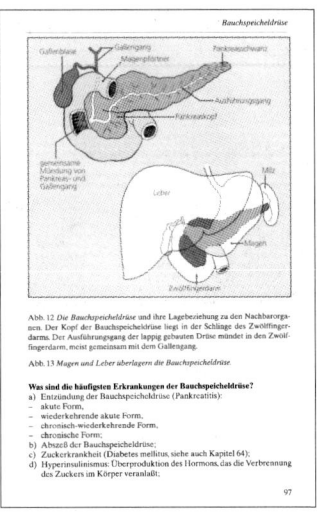

›Medizin für jedermann‹ ist der klassische Ratgeber zur Gesundheit. Bau und Funktion des gesunden Körpers werden verständlich erklärt, Symptome, Diagnose und Behandlungsmethoden von Krankheiten eingehend beschrieben. Das Frageund-Antwort-Prinzip klärt Schritt für Schritt alle Fragen und gibt außerdem eine gute Vorbereitung für den Arztbesuch. Wer mehr weiß, kann besser fragen und erhält befriedigendere Antwort.

Mit ausführlichem Sachregister zum raschen Auffinden des gesuchten Problemfeldes.

Medizin für jedermann
Fragen und Antworten
Von Prof. Dr. med.
Robert E. Rothenberg
Hrsg. von Prof. Dr. med.
Hermann S. Füeßl
Mit 216 Abbildungen
und 20 Tabellen
dtv 36009

Sprechstunde rund um die Uhr:
dtv ratgeber gesundheit

Ärzte und führende Fachleute geben Ratschläge zur Vorbeugung sowie für Heil- und Behandlungsmethoden. Modernste, technisch fortgeschrittene Medizin steht neben altbewährten traditionellen Heilverfahren, denn die Menschen brauchen beides. Zu wissen, was hilft, dabei helfen unsere Ratgeber.

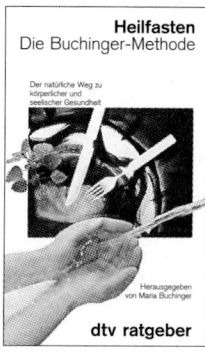

Heilfasten
Die Buchinger-
Methode
Der natürliche Weg
zu körperlicher
und seelischer
Gesundheit
Herausgegeben von
Maria Buchinger
dtv 36504

Dr. med.
Helmut Anemueller:
Richtig essen
Die Grundlagen der
Vollwerternährung
dtv 36510

Prof. Dr. med.
A. White:
Das Kreuz mit dem Rücken
Vorbeugen, Schmerzen lindern und
behandeln
dtv 36506

Dr. med.
Monika Gerlinghoff
Dr. med.
Herbert Backmund:
Magersucht
Anstöße zur Krankheitsbewältigung
dtv 36511

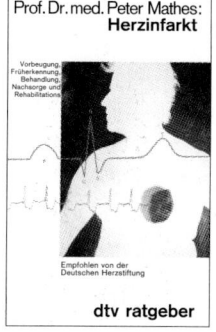

Prof. Dr. med.
Peter Mathes:
Herzinfarkt
Vorbeugung, Früherkennung, Behandlung, Nachsorge und
Rehabilitation
Empfohlen von der
Deutschen Herzstiftung
dtv 36502

Montague Ullman
Nan Zimmerman:
Mit Träumen arbeiten
dtv 36505

Gesundheit ist kein Zufall

Gesund bleiben und sich wohlfühlen: dafür kann jeder etwas tun.
dtv ratgeber wissen, was hilft. Ärzte, Körpertherapeuten, Natur-
heilkundige geben Ratschläge zu Vorbeugung und Behandlung
von Beschwerden und Krankheiten.

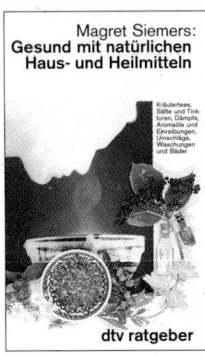

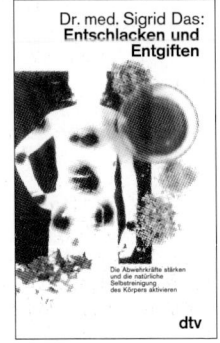

Magret Siemers:
**Gesund mit
natürlichen Haus-
und Heilmitteln**
Kräutertees, Säfte
und Tinkturen,
Dämpfe, Aromaöle
und Einreibungen,
Umschläge und
Bäder
dtv 36518

Dr. med. Harald
Kinadeter:
**Gesund mit
Vitaminen**
Der tägliche
Vitaminbedarf zum
Schutz von Krank-
heiten und Umwelt-
einflüssen
dtv 36512

Dr. med.
Hans Flury:
**Die neue
Leichtigkeit des
Körpers**
Grundlagen der
normalen Bewegung.
Übungen und
Selbsthilfe für Alltag
und Freizeit.
Mit Zeichnungen
und Photos
dtv 36507

Dr. med.
Sigrid Das:
**Entgiften und
Entschlacken**
Die Abwehrkräfte
stärken und die
natürliche
Selbstreinigung des
Körpers aktivieren
dtv 36516

Dr. med. Howard
Robins/Gary Null:
**Gut zu Fuß ein
Leben lang**
So bleiben Füße
und Beine gesund
dtv 36513

Wissen hilft:
gesund essen – gesünder leben

Fisch oder Fleisch? Obst oder Gemüse? Milch oder Tee? Leitungswasser oder Mineralwasser? Eier zum Frühstück oder nicht? Was soll man essen, was kann man essen, was darf man auf gar keinen Fall essen? Gesunde Ernährung ist Gottseidank keine Gesinnungsfrage mehr – es hat sich inzwischen bis zu Gourmet-Päpsten und Hobbyköchen herumgesprochen, daß die Öko-Freiland-Tomate einfach besser schmeckt als die wäßrige, überdüngte und mit reichlich Agrargiften beglückte Treibhaustomate. Daß gesunde Ernährung darüber hinaus mehr ist, als täglich einen Apfel zu essen und zu hoffen, daß man damit seinen Bedarf an Vitaminen gedeckt hat, auch diese Erkenntnis setzt sich langsam durch. Industrielle Verarbeitung, Schad- und Zusatzstoffe haben unsere Nahrungsmittel so sehr verändert, daß man eigentlich kaum noch weiß, was man unbesorgt essen kann. Hier bietet das ›Handbuch der gesunden Ernährung‹ Halt, Hilfe und Orientierung. Es klärt auf über:
Ahornsirup – Anbauverbände – Babytees – Butter – Calcium – Carob – Dinkel – Distelöl – Düngemittel – Fett – Fleisch – Fruchtzucker – Gemüse – Getreide – Haferflocken – Haltbarmachung – Herbizide –

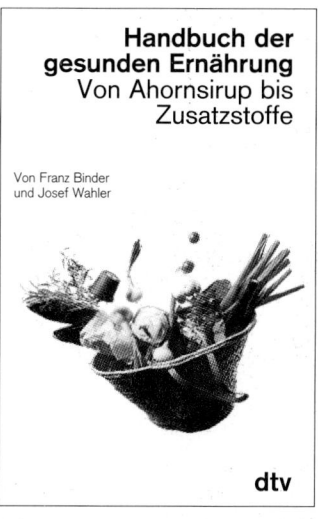

Handbuch der gesunden Ernährung
Von Ahornsirup bis Zusatzstoffe

Von Franz Binder und Josef Wahler

dtv

Insulin – Kaffee – Kefir – Kukuruz – Margarine – Mehl – Mineralstoffe – Nährwert – Naturkost – Nudeln – Obst – Parodontose – Phosphor – Quecksilber – Radioaktivität – Salz – Schimmel – Schokolade – Sojabohnen – Stoffwechsel – Tee – Trinkwasser – Ursüße – Verdauung – Vitamine – Vollkornbrot – Weizen – Wurst – Zitrusfrüchte – Zucker und vieles mehr.

Franz Binder/Josef Wahler:
Handbuch der gesunden Ernährung
dtv 36006